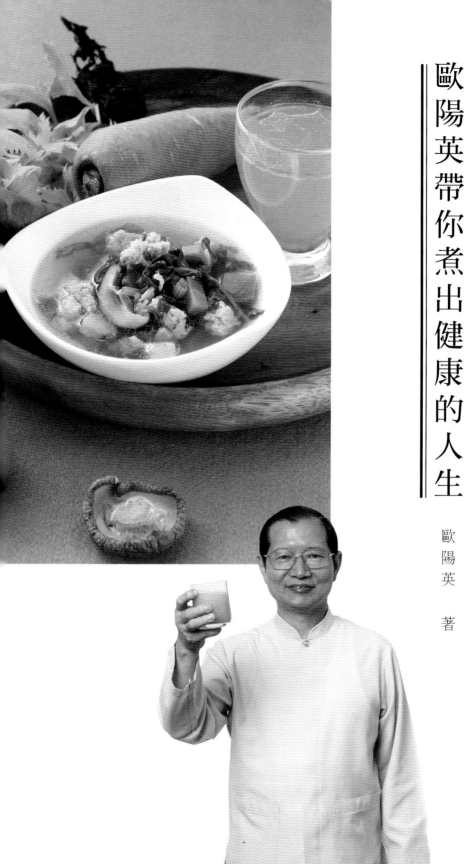

喚起體內的神醫 （三）

歐陽英帶你煮出健康的人生

排餐篇

歐陽英　著

目 錄

2

3

《食養排餐表》
D項食養三餐食譜

小心市售飲料[註1]

　　飲料不僅要喝得夠，還要喝得對！每天身體所需的飲水量，等於（體重的公斤數×40c.c.），譬如 60 公斤的人要喝（60×40c.c.＝2400c.c.），80 公斤的人要喝（80×40c.c.＝3200c.c.）。我建議大家盡量自製飲料，不要買市售飲料，飲料的功能是提供身體所需的水分，但「市售飲料」多含人工色素及各種添加劑，反而造成身體傷害，既花錢又傷身，不應該多喝。與其花錢買外面難以令人放心的飲料，不如在家自製飲料，既划算又安心。

　　滿街的飲料店可以隨意點，上班族、外食族若真要買市售飲料，要注意以下原則：

1. 盡量選「無糖飲料」。
2. 要請對方「少冰、去冰」。
3. 買「小杯」的就好。
4. 選擇「沒有化學添加物」的飲料，如：蜂蜜檸檬汁、洛神花茶、酸梅湯等。

　　下面，我就介紹大家「常見飲料」與「常見蔬果汁」，這些都是簡易可自製的飲料，「常見蔬果汁」做完就要立刻喝，以免營養在空氣當中氧化；「常見飲料」做好可以裝保溫杯，隨時補充身體水分，當日常解渴飲料。

註1 若自覺體質比較寒冷，而必須喝屬性比較偏寒冷的對症飲料或對症果菜汁時，可用以下的應變方法：寒性體質者，喝了偏寒的飲品後，隔 30 分鐘後，可再喝上一杯溫補的飲品（約 50～100c.c.），即可取得平衡，不至於引發身體的不適。溫補的飲品，如糙米茶、糙米紅棗湯、薑湯……均可。

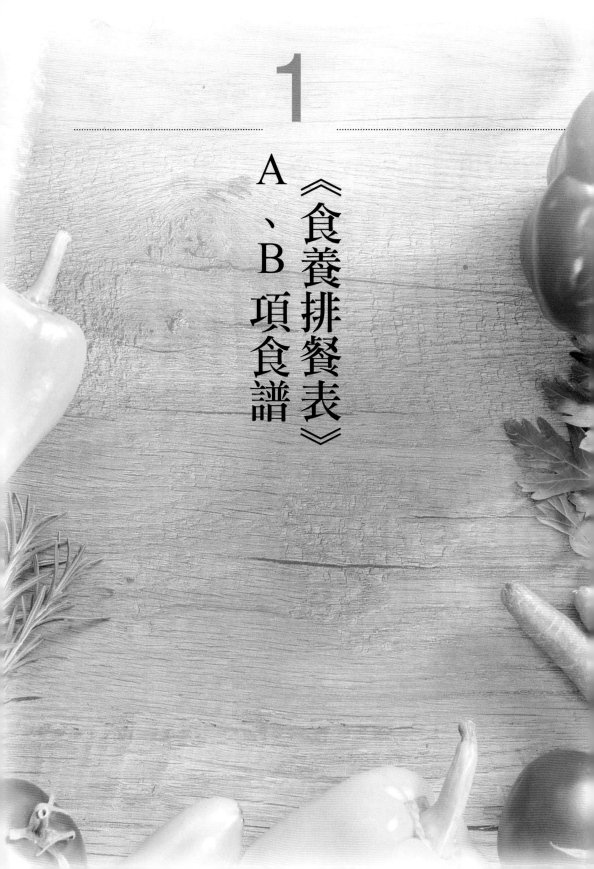

1

《食養排餐表》A、B項食譜

排餐 A 項－食養飲料食譜

五行蔬菜湯

適用病症：

抑制非腺體腫瘤、肺癌、便秘、胃潰瘍、腹膜炎、肝炎、肝硬化、類風濕性關節炎

材料：

胡蘿蔔 1/2 條、白蘿蔔 1/4 條、白蘿蔔葉約 200 克、牛蒡 1/2 條、香菇 2 朵（要經陽光曝曬 2 天以上）

做法：

1. 所有材料洗淨後，連皮切碎，加水 3～4 倍合煮。
2. 滾後轉小火續煮 60 分鐘，濾渣即可飲用，所剩的菜料可留待日後當作佐菜。

用法： 喝六天停一天。

小叮嚀：

* 「五行蔬菜湯」只適合「非腺體癌症」，「腺體癌症」並不適合。

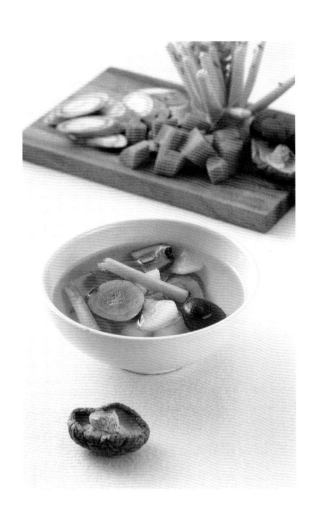

* 體質較寒者飲用此品須與糙米茶搭配飲用。
* 痛風患者不宜飲用過量。
* 有腺體腫瘤的患者禁食。

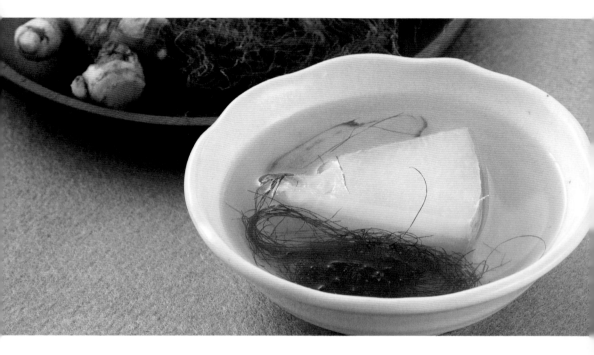

利尿冬瓜湯

適用病症：

改善肝炎、攝護腺障礙、痛風、黃疸、水腫

材料：

冬瓜皮、冬瓜肉與冬瓜籽三者合起來至少 300 克、生薑 2 片、玉米鬚（乾品）5 克。

做法：

1. 冬瓜皮、冬瓜肉洗淨，再將冬瓜籽剁碎，玉米鬚要充分洗淨。

2. 冬瓜皮、冬瓜肉、冬瓜籽和生薑、玉米鬚一起入鍋加水 2000c.c.，大火煮滾後，小火續煮 30 分鐘，濾渣當茶飲。

用法：喝六天停一天。

小叮嚀：

* 玉米鬚可至中藥店購買。　　　　* 煮完的冬瓜肉可吃。

黃耆紅棗枸杞湯

適用病症：

預防低血壓、治氣喘、頭暈、神經衰弱、禿頭掉髮

材料：

黃耆 15 克、紅棗 12 克、枸杞 12 克、西洋蔘 2 片、當歸 1 片。

做法：

1. 所有材料洗淨加水 1000c.c.入鍋合煮。

2. 大火煮沸，小火再煮 20 分鐘，濾渣當茶飲。

用法：喝六天停一天。

小叮嚀：

* 感冒期間不可飲用。

* 補血補氣，經常飲用可提振精神。

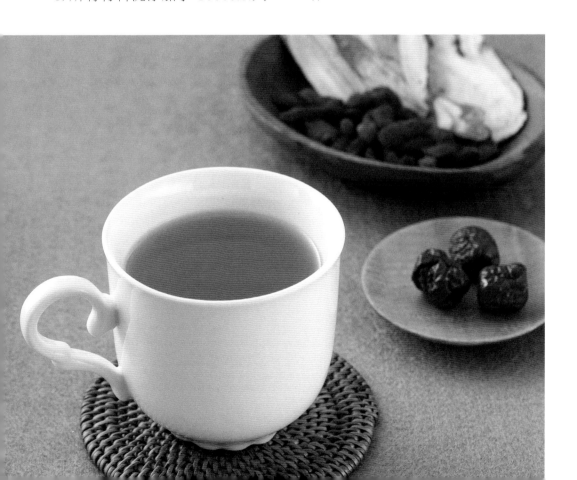

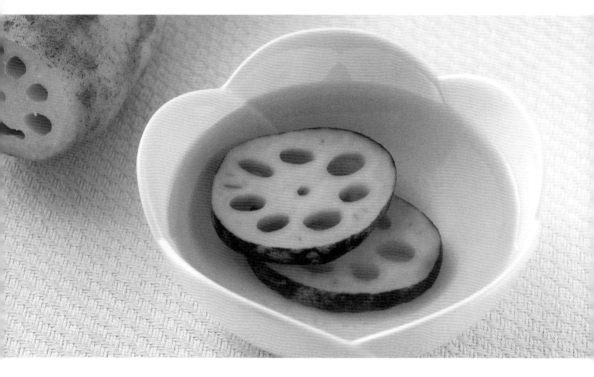

蓮藕湯

適用病症：

小便不順、尿有泡沫、後腰兩側
痠痛、腎臟病、恐慌症

材料：

新鮮蓮藕一條（三節長）約600克

做法：

1. 蓮藕洗淨，連皮切片，加水
   3500c.c.合煮。

2. 大火煮沸，小火再煮 45 分
   鐘，濾渣即可當茶飲。

用法： 喝六天停一天。

小叮嚀：

* 體質較寒者宜加入 15 粒紅棗
  （切開）一起煮，以免過於寒
  涼。

* 蓮藕可留置冰箱，日後可當三
  餐佐菜。

* 有腹瀉、下痢忌食的患者禁食。

魚腥草茶

適用病症：

心血管疾病、心臟病、皮膚病、
過敏體質、水腫

材料：魚腥草（乾品）40 克

做法：

1. 魚腥草洗淨加水 3000c.c.，入
   鍋合煮。
2. 大火煮沸，小火再煮 20 分
   鐘，濾渣當茶飲。

用法：喝三天停一天。

小叮嚀：

* 魚腥草具利尿、通便、排除體
  毒，被譽為「天然抗生素」，
  因為它的屬性偏寒涼，寒性體
  質的人可改喝魚腥草紅棗湯。

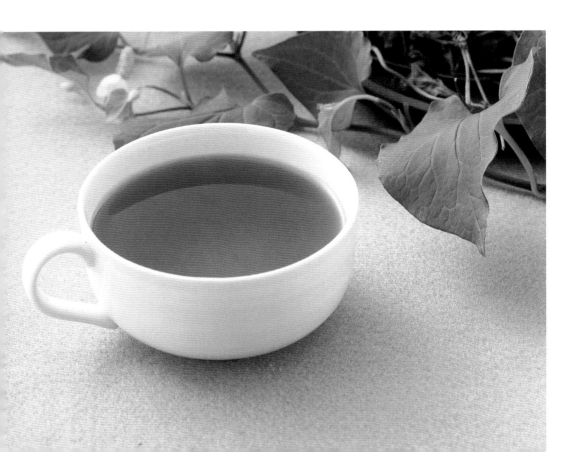

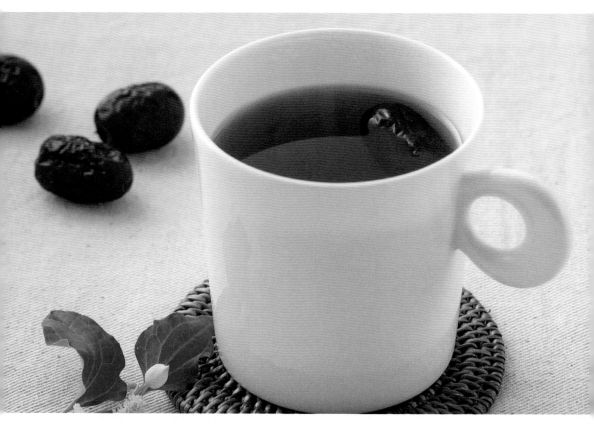

魚腥草紅棗湯

適用病症：

過敏、利尿排毒、消炎、水腫、
高血壓、高血脂

材料：

魚腥草（乾品）40 克、紅棗 15 粒

做法：

1. 先將魚腥草洗淨，紅棗洗淨切
   開留籽。

2. 二者加水 3000c.c.合煮，大火
   煮沸小火再煮 20 分鐘，濾渣
   當茶飲。

用法：喝三天停一天。

小叮嚀：

* 飲用前可酌加黑糖，每 300c.c.
  約加 10 克黑糖。

* 頻尿者不宜大量飲用。

* 燥熱體質者改喝魚腥草薄荷茶。

魚腥草薄荷茶

適用病症：

改善過敏、利尿排毒、降火消炎、水腫

材料：

魚腥草（乾品）40 克、薄荷葉（乾品）5 克。

做法：

1. 先將魚腥草洗淨，加水 3000c.c. 入鍋合煮，大火煮沸，小火再煮 20 分鐘。

2. 放入洗好的薄荷葉，立即關火，燜 5 分鐘，濾渣後即可飲用。

用法： 喝三天停一天。

小叮嚀：

* 頻尿者不宜大量飲用。

* 寒性體質者改喝魚腥草紅棗湯。

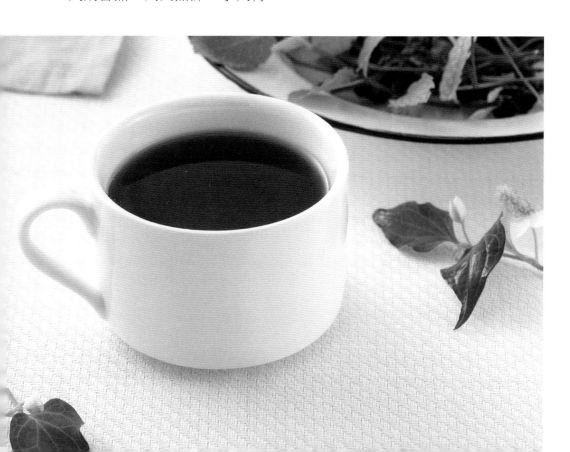

魚腥草菊花茶

適用病症：

中耳炎、甲狀腺亢進、耳鳴、扁桃腺發炎、水腫

材料：

魚腥草（乾品）50 克、菊花 20 克

做法：

1. 魚腥草與菊花加水 3000c.c.合煮，滾後轉小火續煮 20 分鐘，濾渣後當茶飲。

用法：喝三天停一天。

小叮嚀：

* 有尿蛋白異常、尿素氮異常、肌酸酐異常、尿毒症、洗腎、腎功能不全、腎癌或頻尿的患者禁食。

明日葉茶

適用病症：

風濕性關節炎、發炎、腫瘤

材料：

明日葉（鮮品，包含根、莖、葉）200 克

做法：

將明日葉洗淨切段，加水 3000c.c.合煮，滾後轉小火續煮 45 分鐘，濾渣即可當茶飲用。

用法：喝三天停一天。

小叮嚀：

* 有尿素氮異常、尿蛋白異常、肌酸酐異常、腎炎、尿毒症、腎結石、腎虧、洗腎、腎癌或腎功能不全的患者禁食。

魚腥草地瓜湯

適用病症：心腦血管疾病

材料：

地瓜 1 條、魚腥草（乾品）1 兩、紅棗 15 粒。

做法：

1. 紅棗洗淨切開留籽，魚腥草洗淨後與紅棗加水 3000c.c. 合煮，滾後轉小火續煮 20 分鐘，濾渣取湯。

2. 地瓜洗淨去皮切塊，加入魚腥草紅棗湯中合煮，滾後轉小火續煮 15 分鐘，至地瓜熟爛即可進食。

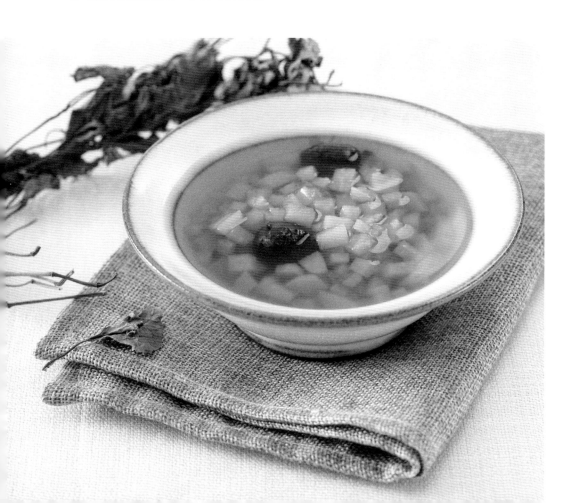

魚腥草薏仁湯

適用病症：皮膚粗糙

材料：

大薏仁 60 克、魚腥草（乾品）20 克、車前草（乾品）20 克（可至青草店買）、水 3000 c.c.。

做法：

1. 所有材料一起以大火煮滾，再用小火煮 30 分鐘。
2. 濾渣之後當作開水，一天至少喝 1200c.c.。

小叮嚀：

* 湯裡的薏仁可食。
* 可事先用紗布袋裝魚腥草、車前草，煮完就可丟棄。

魚腥草玉米鬚茶

適用病症：水腫、膽結石、利尿

材料：

魚腥草（乾品）40 克、玉米鬚（乾品）5 克。

做法：

將魚腥草、玉米鬚洗淨，加水 3000c.c.合煮，滾後轉小火續煮 20 分鐘，濾渣即可當茶飲。

用法：喝三天停一天。

小叮嚀：

* 體質偏寒者可加紅棗 15 粒。
* 有尿蛋白異常、尿素氮異常、肌酸酐異常、尿毒症、洗腎、腎功能不全、腎癌或頻尿的患者禁食。

菊花糖蜜水

適用病症：改善頭暈、頭痛，預防骨質疏鬆與貧血

材料：杭菊花 10 克、糖蜜 30c.c.。

做法：

1. 杭菊花加水 800c.c.合煮，大火煮沸，小火續煮 5 分鐘。

2. 濾渣後加入糖蜜調勻，即可飲用。

用法：喝六天停一天。

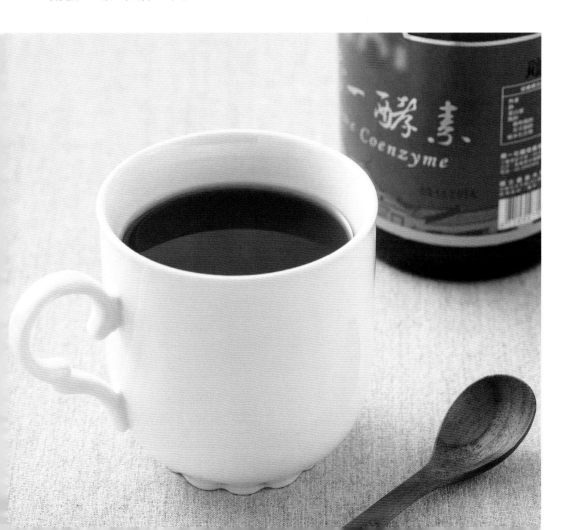

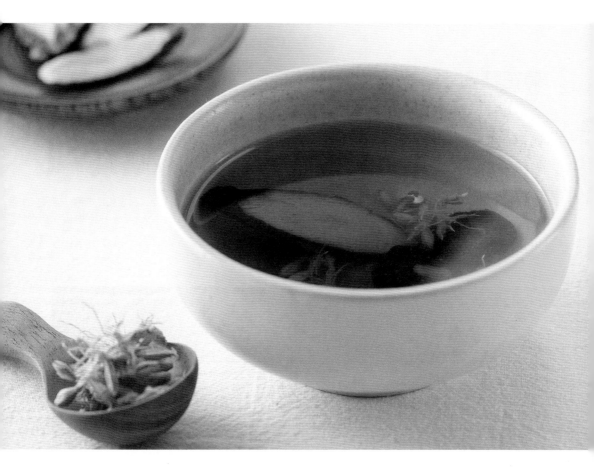

山楂麥芽飲料

適用病症：食慾不振

材料：

山楂 10 克、麥芽 10 克、甘草 1 片。

做法：

將所有材料洗淨，加滾水 500c.c.直接沖泡，燜 5 分鐘，濾渣後當茶喝。

小叮嚀：

＊山楂和麥芽可在中藥房買到，其中麥芽要買發芽後再炒過，外表略
　帶有鬚的麥芽。未經發芽就去炒的，效果差很多。

半枝蓮白花蛇舌草茶

適用病症：

防治癌症、各種異常組織、紅斑性狼瘡、白血病、青春痘

材料：

半枝蓮（乾品）50 克、白花蛇舌草（乾品）50 克。

做法：

1. 所有材料洗淨後加水 3750c.c.，煎煮 1 小時，濾渣當茶飲。

2. 可再煎煮第二次，草藥渣加水 2500c.c.，滾後小火再煮 1 小時，濾渣可繼續飲用。

用法：喝三天停一天。

小叮嚀：

* 有尿毒的患者禁食。

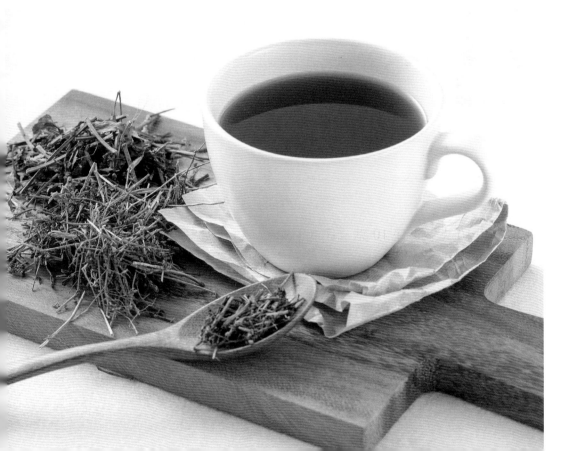

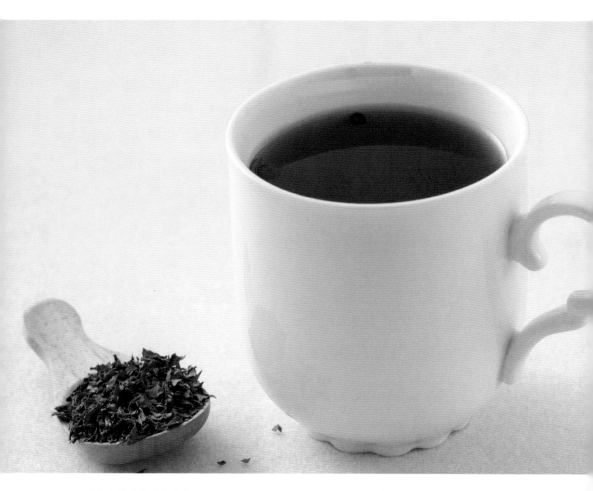

芭樂蕊葉茶

適用病症：

降血糖、糖尿病

材料：

芭樂蕊葉（乾品）5 克

做法：

芭樂蕊葉洗淨，加沸水 500c.c.，沖泡 10 分鐘，濾渣即可飲用。

用法：喝三天停一天。

香椿茶

適用病症：

降血糖、防病抗癌

材料：

香椿葉（乾品）30 克

做法：

1. 香椿洗淨後，加水 3000c.c.。

2. 大火煮滾，小火續煮 20 分鐘，濾渣當茶飲。

用法：喝三天停一天。

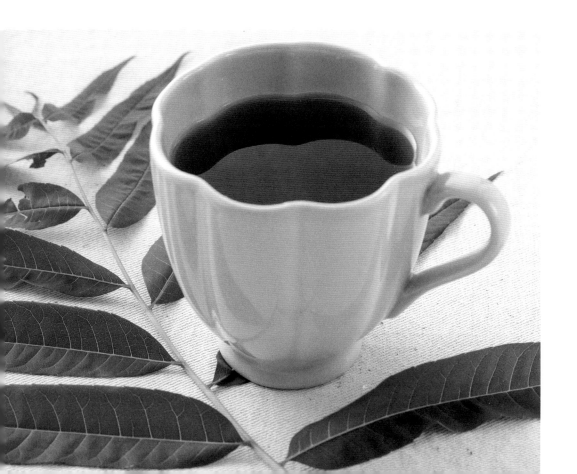

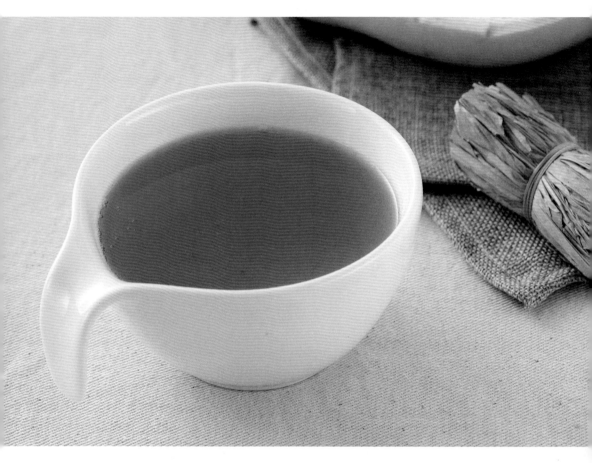

淡竹葉葫瓜湯

適用病症：

改善腎功能、痛風、高尿酸、尿毒症

材料：

淡竹葉 1 碗（中藥房有售，乾品約 30 克）、葫蘆瓜 1 條（約 600 克）。

做法：

1. 將葫蘆瓜洗淨，蒂頭與尾部切除，連皮切片，淡竹葉洗淨，瀝乾備用。

2. 葫蘆瓜、淡竹葉加水 3500c.c. 合煮，大火煮沸小火續煮 45 分鐘，濾渣當茶飲。

用法：喝三天停一天。

綠茶

適用病症：

緩解過敏性鼻炎、皮膚紅腫過敏、降血脂、清肝解毒

材料：綠茶 5 克

做法：

1. 綠茶放入保溫杯，先倒入沸水 150c.c.，加蓋搖一搖，20 秒後將水倒掉，瀝乾，這乃是「洗茶」。

2. 瀝乾後，再加沸水 500c.c.，加蓋燜泡 20 分鐘，濾茶趁熱飲用。

用法：喝三天停一天。

小叮嚀：

* 有腎病、胃病的患者禁食。

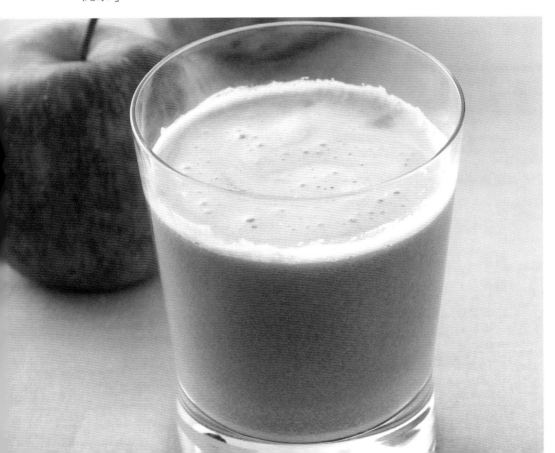

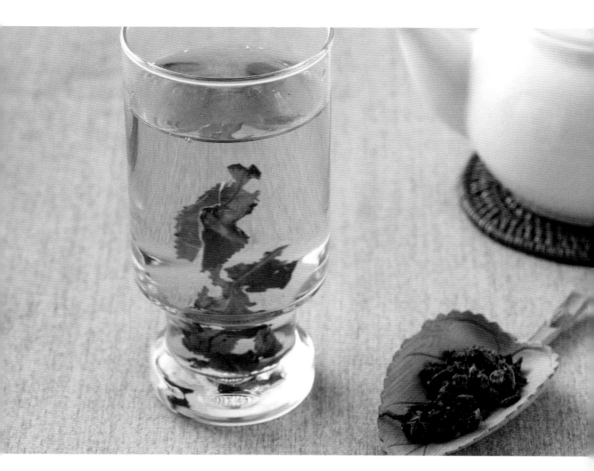

烏龍茶

適用病症：

緩解過敏性鼻炎、皮膚癢、蕁麻疹、皮膚紅腫

材料：烏龍茶葉 5 克

做法：

1. 將茶葉放入保溫杯，先倒入沸水 150c.c.，加蓋搖一搖，20秒後將水倒掉，瀝乾，這乃是「洗茶」。

2. 瀝乾後，再加沸水 500c.c.，加蓋燜泡 20 分鐘，濾茶趁熱飲用。

用法：喝三天停一天。

小叮嚀：

* 可降血脂、清肝解毒。

山藥豆奶

適用病症：

提升免疫力、補血益氣、補腦健
脾、養顏護膚、更年期障礙

材料：山藥 150 克、豆漿 200c.c.

做法：

1. 山藥去皮切丁加豆漿合煮，大
   火煮沸，小火再煮 5 分鐘。
2. 全部一起放入調理機拌勻，宜
   溫熱飲用。

用法：喝三天停一天。

小叮嚀：

* 若是進口品種的「山藥」，便
  鼓勵生吃，去皮切丁與溫（或
  冷）豆漿拌勻後，即可趁鮮飲
  用
* 老人、小孩尤其適合，但腎功
  能不全者不宜飲用。

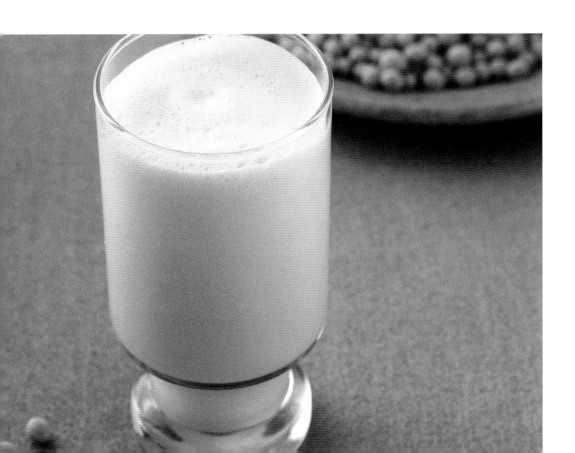

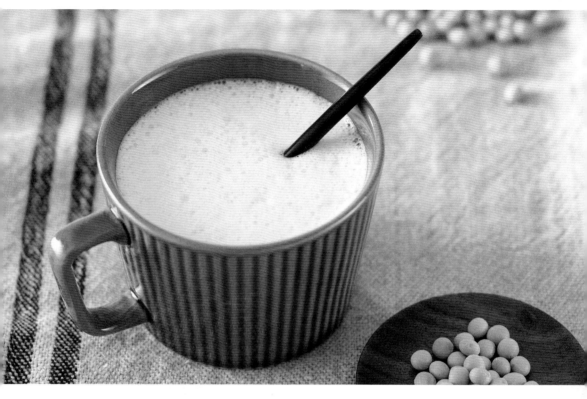

薏仁山藥豆奶

適用病症：甲狀腺低下

材料：

薏仁 30 克、山藥 150 克、豆漿 250c.c.

做法：

1. 山藥去皮切丁，薏仁泡水 4 小時後瀝乾備用。

2. 山藥、薏仁加水 300c.c.煮熟待涼。

3. 將已熟的山藥、薏仁與豆漿，一起入調理機，打成奶狀即可。

用法：吃六天停一天。

小叮嚀：

* 有乳癌、乳房纖維瘤、卵巢癌、子宮肌瘤、子宮頸癌的患者禁食。

山藥杏仁奶

適用病症：食慾不振

材料：

山藥 100 克、杏仁粉 20 克

做法：

1. 山藥去皮切丁，先以電鍋蒸熟。

2. 將熟透的山藥放涼後，與杏仁粉混合，加冷開水 200c.c.，用調理
   機攪拌均勻，即可飲用。

小叮嚀：

* 若想讓口味甜一點，可加些黑糖調味。

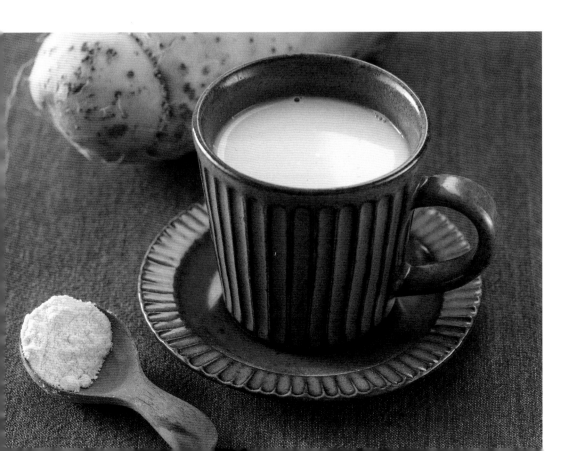

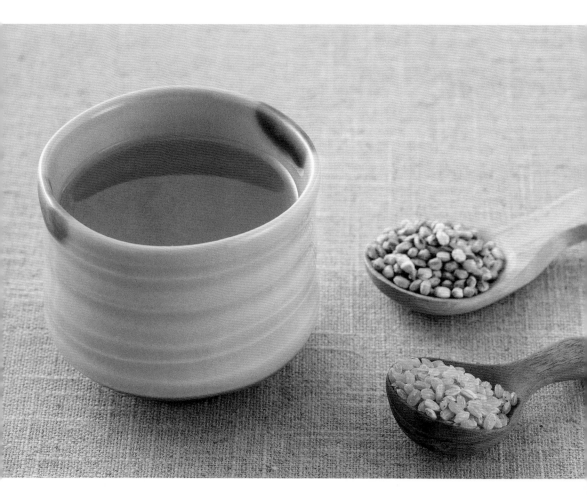

糙米茶

適用病症：改善虛寒體質

材料：糙米 150 克

做法：

1. 糙米不必洗，下鍋不加油，乾炒 15 分鐘，冷卻後冰箱冷藏。

2. 要煮時，才將糙米（已炒過的）清洗乾淨。糙米：水＝1：8（水 1200c.c.）入鍋合煮，大火先煮滾，小火再煮 20～30 分鐘，濾渣飲用。

用法：喝三天停一天。

糙米紅棗湯

適用病症：

增元補氣、改善頭暈

材料：

糙米 150 克、紅棗 15 粒

做法：

1. 糙米洗淨泡水 4 小時，瀝乾，紅棗切開留籽。

2. 糙米和紅棗一起加水 1200c.c. 入鍋合煮，大火煮沸，小火再煮 30 分鐘，關火燜 15 分鐘，濾渣當茶飲。

用法：喝六天停一天。

小叮嚀：

＊糙米、紅棗可吃，留置冰箱，待日後進食。

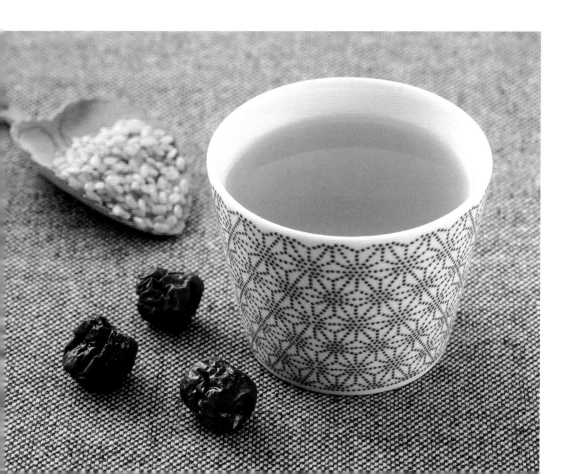

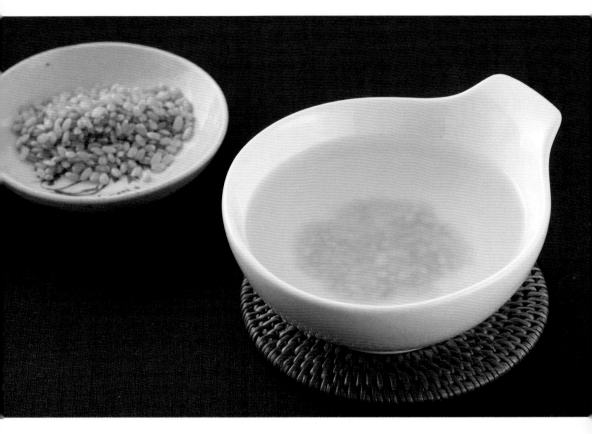

糙米清湯

適用病症：

改善疲倦、精神萎靡

材料： 糙米 150 克

做法：

1. 將糙米洗淨加水 1200c.c.入鍋合煮。

2. 大火煮沸小火再煮 30 分鐘，關火後要燜 15 分鐘，濾渣當茶飲。

用法： 喝六天停一天。

小叮嚀：

＊所剩糙米粒留待日後食用，不可丟棄浪費。

小米清湯

適用病症：安神助眠

材料：小米 150 克

做法：

1. 將小米洗淨加水 1200c.c.入鍋合煮。

2. 大火煮沸，小火再煮 30 分鐘，關火燜 15 分鐘，濾渣當茶飲。

用法：喝六天停一天。

小叮嚀：

* 所剩小米粒留待日後食用，不可丟棄浪費。

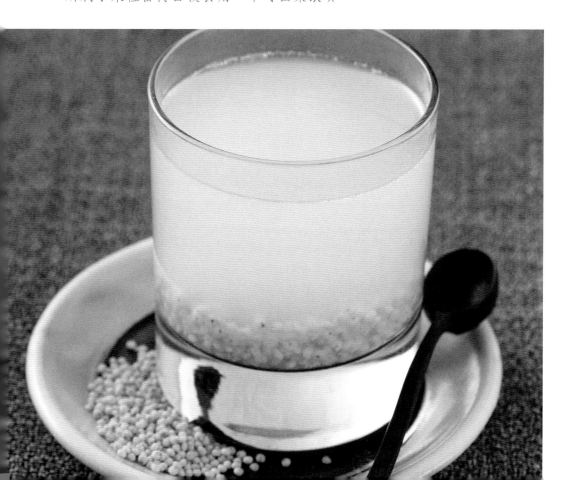

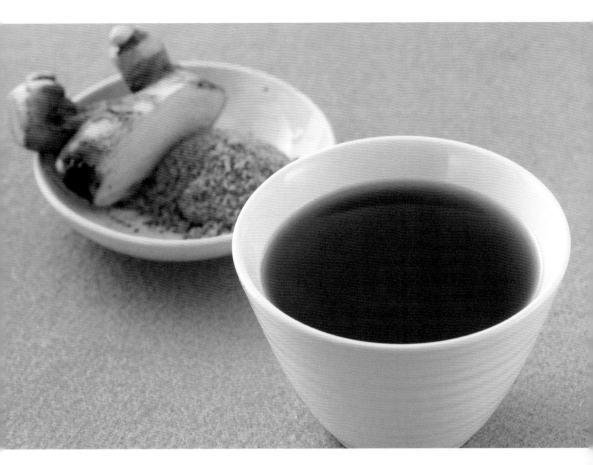

紅糖薑湯

適用病症：

解緩傷風感冒、改善頭暈、四肢無力

材料：

紅糖 30 克、生薑 3 片

做法：

1. 紅糖與生薑加水 600c.c.入鍋合煮。

2. 大火煮沸，小火再煮 20 分鐘，濾渣取湯，趁熱飲用。

用法： 喝三天停一天。

牛蒡清湯

適用病症：

更年期、幫助排便順暢、抗發炎

材料：牛蒡 1 條

做法：

1. 牛蒡洗淨後連皮切片，加水 3500c.c.入鍋合煮。

2. 大火煮沸，小火再續煮 45 分鐘，濾渣當茶飲。

用法：喝三天停一天。

小叮嚀：

* 有腺體腫瘤患的患者禁食。

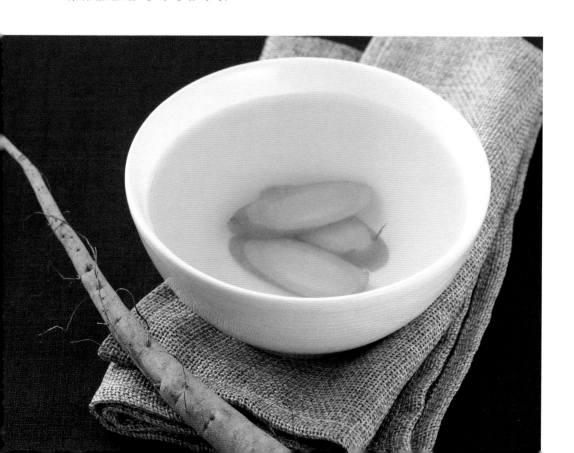

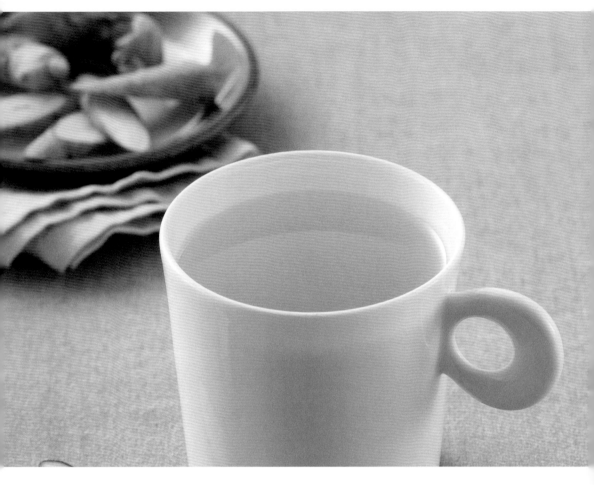

牛蒡薑湯

適用病症：

感冒發燒、更年期障礙、性功能
低下

材料：牛蒡 1 條、生薑 3 片

做法：

1. 牛蒡洗淨後連皮切片，和生薑
   一起入鍋，加水 3500c.c.合煮。

2. 大火煮沸，小火再續煮 45 分
   鐘，濾渣當茶飲。

用法：喝三天停一天。

小叮嚀：

* 有腺體腫瘤的患者禁食。

牛蒡紅棗湯

適用病症：老化、更年期、腎虧

材料：牛蒡 300 克、紅棗 15 粒

做法：

1. 牛蒡洗淨、切片，紅棗洗淨、切開留籽。

2. 二者加水 3000c.c.合煮，滾後轉小火續煮 45 分鐘，濾渣即可飲用。

用法：喝六天停一天。

小叮嚀：

* 有婦科腫瘤（如乳癌、乳房纖維瘤、卵巢發炎、卵巢癌、子宮肌瘤、子宮頸癌……等）的患者禁食。

淡鹽水

適用病症：便秘

材料：

粗鹽（海鹽）3 克、溫開水 500c.c.

做法：

將以上材料調勻，稀釋成微鹹的淡鹽水，宜在起床時飲用。

小叮嚀：

* 有高血壓、腎臟病或手腳浮腫的患者禁食。

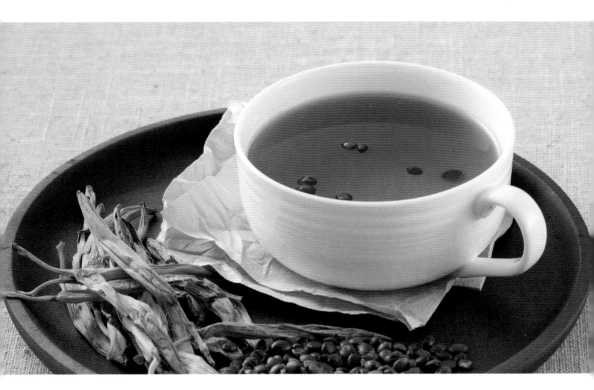

酸棗仁金針菜湯

適用病症：

改善神經衰弱、失眠、憂鬱症

材料：

酸棗仁 30 克、金針菜（乾品）20 克

做法：

1. 酸棗仁先搗碎再洗淨，加水 2000c.c.，大火煮沸，小火再煮 30 分鐘，濾渣取湯，此為「酸棗仁湯」。

2. 金針菜洗淨後，先用溫開水泡 20 分鐘（這個過程一定要有，目的是先過濾掉其中一種「腹瀉」物質），再用沸水汆燙 30 秒，撈出瀝乾。

3. 瀝乾的金針菜加入「酸棗仁湯」合煮，大火煮沸，小火再煮 20～30 分鐘，濾渣取湯。

用法：喝三天停一天。

小叮嚀：

* 金針菜留置冰箱，日後可吃。

艾草紅棗湯

適用病症：

化瘀、月事不順、腰痠背痛

材料：

艾草（乾品）30 克、紅棗 15 粒
（去籽）

做法：

1. 艾草洗淨，紅棗切開去籽加水
   3000c.c.。

2. 大火煮沸，小火續煮 20 分
   鐘，濾渣當茶飲。

用法： 喝三天停一天。

小叮嚀：

* 艾草屬性溫熱，為了避免整道
  湯飲造成上火，紅棗要先切開
  去籽。

* 若嫌太苦，可略加黑糖調味。

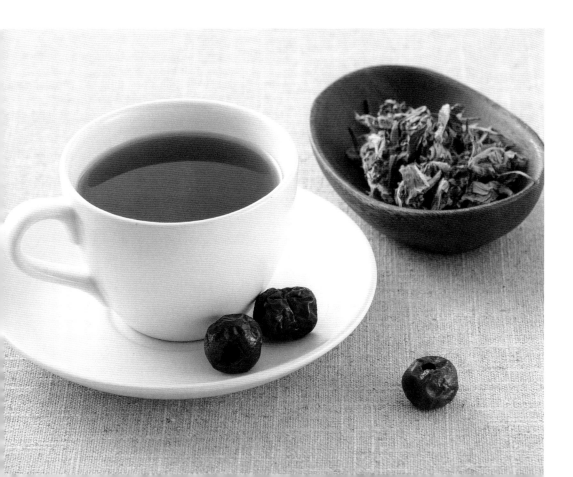

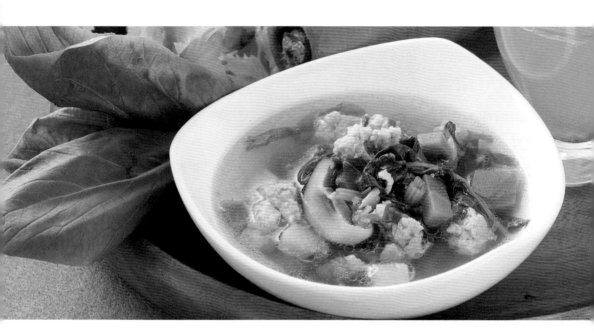

補血大全湯

適用病症：

月事不順、臉色蒼白

材料（補血六因子）：

β-胡蘿蔔素→胡蘿蔔 1/3 條（約 100 克）

維生素 B_{12}→土雞蛋一個

葉酸→菠菜 100 克

鐵質→紫菜（乾品）5 克

維生素 D→日曬過的乾香菇 2 朵

維生素 C→小芹菜 1 株（約 100 克）

做法：

1. 胡蘿蔔洗淨後刨成細絲，菠菜洗淨後切碎，紫菜洗淨泡軟，香菇泡軟切細絲，小芹菜切細末。

2. 先將胡蘿蔔、菠菜、紫菜、香菇加水 3500c.c.下鍋煮，滾後小火再煮 20 分鐘，濾出湯汁 2000c.c.，可當作「對症飲料」。

3. 剩餘的菜湯趁熱將土雞蛋打勻後倒入鍋，酌量加橄欖油、海鹽、天然調味料、適量的水煮到滾，起鍋後加入小芹菜末，可當作正餐之菜湯。

用法：喝三天停一天。

蜂蜜水

適用病症：潤腸通便

材料：蜂蜜 20 克

做法：

蜂蜜加入溫開水 300c.c.，調勻即可飲用。

用法：喝三天停一天。

小叮嚀：

* 蜂蜜水不論在剛晨起後、晚上睡覺前都適合飲用，可兩時段擇一。

* 但早晨時可將水量增加到 500c.c.來幫助排便；而睡前為了減少夜尿，水量約 200～300c.c.就好。

* 有糖尿病或癌症的患者應少吃或不吃。

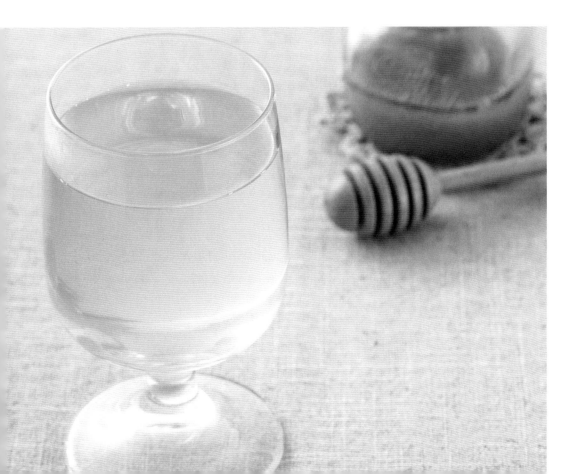

蜂王漿蜜水

適用病症：延遲老化

材料：蜂王漿 3 克、蜂蜜 15 克

做法：

蜂王漿、蜂蜜加 200c.c.溫開水調勻即可飲用。

小叮嚀：

＊蜂王漿富含多種微量元素，有助於內分泌腺分泌更多的荷爾蒙。

玉竹茶

適用病症：預防老化、潤膚、尿失禁

材料：

玉竹 15 克、西洋蔘 2 片、褐色碎冰糖 5 克

做法：

用沸水 500c.c.沖泡約 30 分鐘，待溫涼飲用。

用法：喝三天停一天。

小叮嚀：

＊癌症與糖尿病者，不可加糖。

鳳梨酵素寡糖水

適用病症：便秘

材料：

鳳梨醋[1] 10c.c.、酵素 30c.c.、寡糖 20c.c.

做法：

將所有材料加淨水（溫或冷）300c.c.調勻之後即可飲用。

小叮嚀：

＊有糖尿病或癌症的患者應少吃或不吃。

---

1 可在生機飲食店購買。

黑豆薑湯

適用病症：

支氣管炎、掉髮白髮、止咳

材料：

黑豆 150 克、生薑 2 片、紅糖 10 克

做法：

1. 黑豆與生薑洗淨，加水 1200c.c. 入鍋合煮。

2. 大火煮沸，小火再煮 30 分鐘，濾渣當茶飲，酌加紅糖趁熱飲用。

用法：喝六天停一天。

小叮嚀：

* 癌症與糖尿病者，不可加糖。

* 黑豆可留待日後食用。

* 有尿蛋白異常、尿素氮異常、肌酸酐異常、尿毒症、洗腎、腎功能不全、腎癌、血糖偏高、痛風、高尿酸血症……的患者禁食。

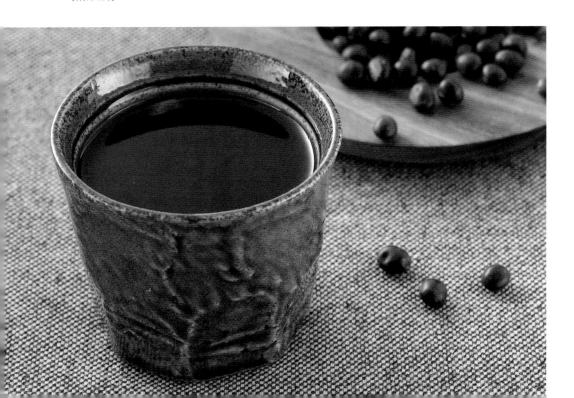

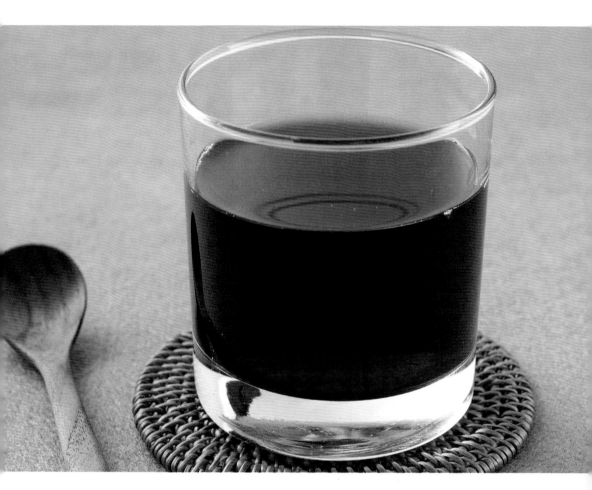

菱角湯

適用病症：抑制腫瘤生長

材料：菱角 30 粒

做法：

1. 菱角洗淨後拍碎，加水 3500c.c.。

2. 大火煮沸，小火再煮 45 分鐘，濾渣[1]當茶飲。

用法：喝六天停一天。

———————

1 菱角肉亦可吃。

海帶薑湯

適用病症：

甲狀腺低下、胃炎、胃痛、胃腸潰瘍、胃酸過多、脾胃虛寒元氣不足、缺碘性的甲狀腺腫

材料：

海帶（乾品）1 條約 30 克、生薑 3～5 片

做法：

1. 將乾的海帶洗淨剪成小段，不必泡水直接與生薑 3～5 片加水 3500c.c.合煮。

2. 大火滾後轉小火續煮 60 分鐘，濾渣取湯，宜溫熱飲用，所剩海帶可當三餐佐菜用。

3. 海帶薑湯可以立即中和胃酸，避免胃壁受到胃酸的傷害。

用法： 要趁溫熱時飲用，喝六天停一天。

小叮嚀：

* 有尿毒症、洗腎、腎功能不全、腎癌、腎結石、痛風、高尿酸血症或甲狀腺機能亢進的患者禁食。

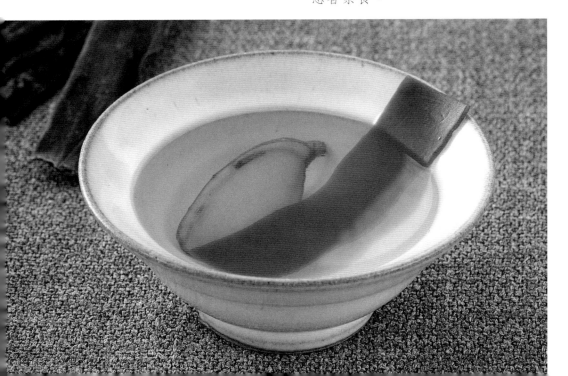

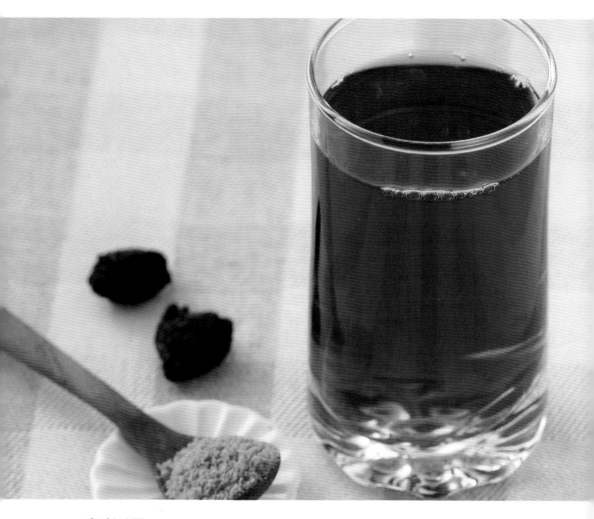

烏梅湯

適用病症：改善腹瀉、腹痛、嘔吐

材料：烏梅 6 粒、黑糖 20 克

做法：

1. 烏梅入鍋加水 750c.c.合煮。

2. 大火煮沸，小火再煮 20 分鐘，濾渣後再加入黑糖，即可當茶飲。

用法：喝三天停一天。

止喘湯

適用病症： 改善氣喘、潤肺止咳

材料：

洋蔥一個（約 250 克）、馬鈴薯 2 個（約 300 克）、胡蘿蔔 1 條（約 250 克）、高麗菜 3 葉（約 200 克）

做法：

1. 洋蔥去薄膜並逐片剝下，馬鈴薯與胡蘿蔔削皮切塊，高麗菜洗淨切碎。

2. 所有材料加水 2000c.c.合煮，大火煮滾後轉小火續煮 20 分鐘，濾渣當茶飲，趁熱飲用，

用法： 喝三天停一天。

小叮嚀：

* 所剩餘菜料可留置冰箱，待日後佐菜用。

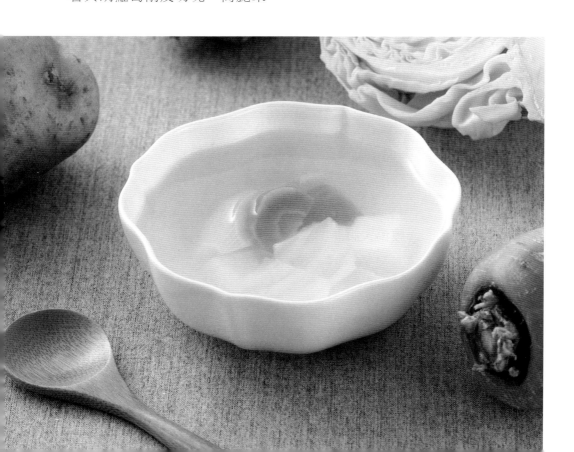

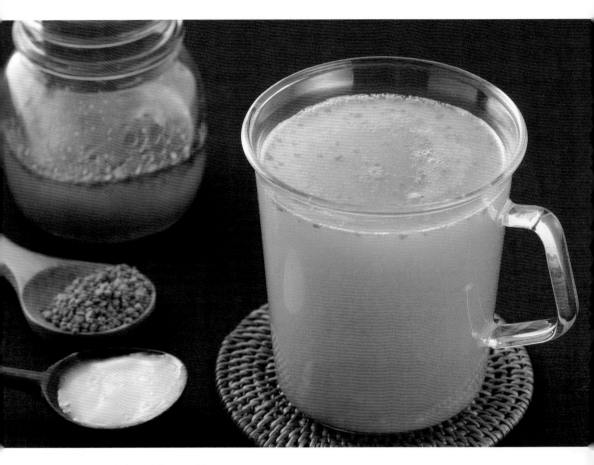

三合一蜂王漿

適用病症：

攝護腺腫大、攝護腺炎、月事不順、更年期障礙

材料：

蜂王漿 3 克、花粉 5 克、蜂蜜 15c.c.

做法：

蜂王漿、花粉和蜂蜜混合加入溫（冷）開水 200c.c.充分攪拌均勻，
即可飲用。

用法：空腹飲用，每天一次，喝三天停一天。

蓮藕紅棗湯

適用病症：保護腎功能

材料：

新鮮蓮藕 1 條（三節長）約 600 克、紅棗 15 粒

做法：

1. 蓮藕洗淨，連皮切片，紅棗洗淨切開留籽。

2. 全部材料一起加水 3500c.c.入鍋合煮，大火煮沸，小火再煮 45 分鐘，濾渣即可當茶飲。

用法：喝三天停一天。

小叮嚀：

* 蓮藕與紅棗可留置冰箱，日後吃。

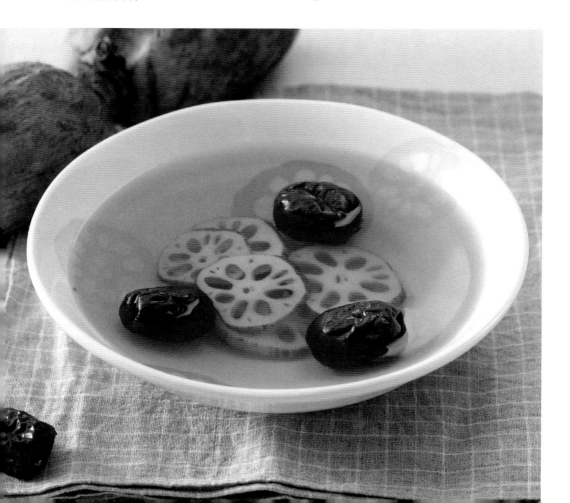

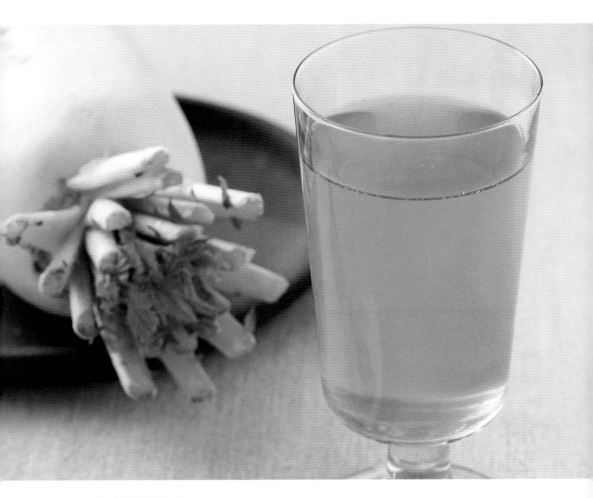

白蘿蔔蜜水

適用病症：痰多、熱咳

材料：

白蘿蔔 1 條（約 400 克）、麥芽糖 300 克

做法：

1. 白蘿蔔洗淨、去皮刨絲。玻璃罐洗淨，用沸水殺菌瀝乾。

2. 白蘿蔔絲與麥芽糖一起放入玻璃罐，密封靜置冰箱內半天，便生出蜜水。

3. 蜜水取 20～30c.c.，加 200c.c. 溫開水調勻，即可飲用。

用法：喝三天停一天。

西洋蔘茶

適用病症：

延緩老化、改善虛寒體質、改善
疲勞

材料：西洋蔘 6 片、紅棗 5 粒

做法：

1. 西洋蔘洗淨，紅棗洗淨切開去
   籽。

2. 二者加水 1000c.c.合煮，大火
   煮沸，小火再煮 20 分鐘，濾
   渣取湯當茶飲。

用法：喝一天停一天。

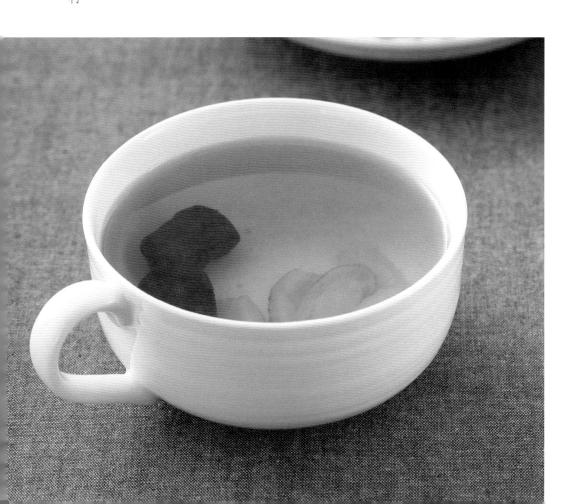

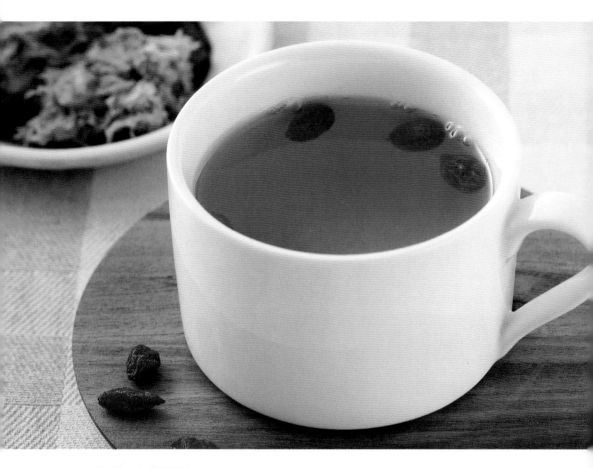

菊花枸杞湯

適用病症：

飛蚊症、視力減退、頭暈、貧血

材料：

杭菊花 10 克、枸杞 30 克

做法：

1. 食材洗淨一起加水 800c.c.入鍋合煮。

2. 大火煮沸小火再煮 20 分鐘，濾渣當茶飲。

用法： 喝三天停一天。

枸杞八寶茶

適用病症：

生津潤肺、改善聲音沙啞

材料：

黃菊 2 朵、金銀花 8 朵、紅棗 1 顆、膨大海 1 顆、蓮子芯 8 粒、枸
杞子 5 顆、西洋參 1 片、陳皮 2 片

做法：

1. 以沸水沖泡，此為一天用量，可反覆沖泡。

2. 可視口味加點冰糖。

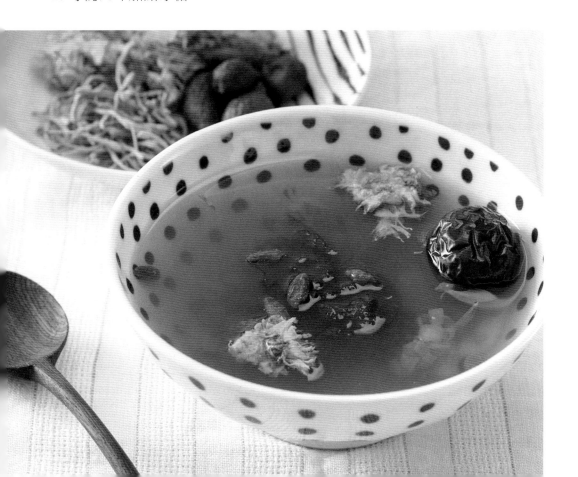

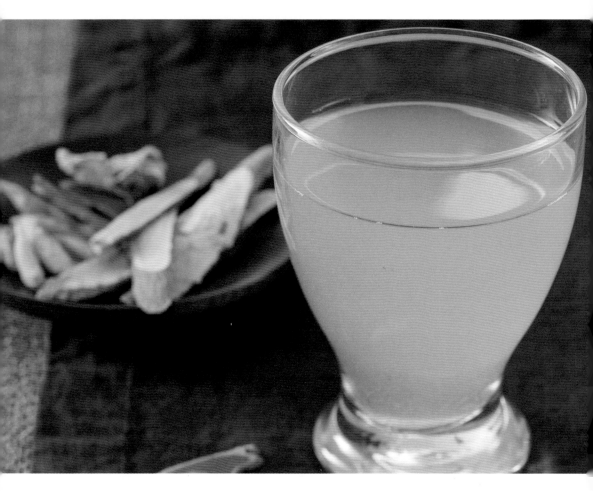

人蔘麥冬茶

適用病症：

對心臟病特別有益

材料：

高麗蔘 1 錢、西洋蔘 1 錢、麥冬 2 錢、黃耆 2 錢、陳皮 1 錢

做法：

所有材料加水 600c.c.合煮，滾後轉小火續煮至剩 300c.c.，濾渣即可飲用。

洋蔥皮湯

適用病症：對中風患者特別有益

材料：紅褐色洋蔥皮 20 克

做法：

洋蔥皮加水 1000c.c.合煮，滾後轉小火續煮 30 分鐘，濾渣後當茶飲。

黑糖魚腥草茶

適用病症：增強抵抗力

材料：

魚腥草（乾品）1～2 兩、紅棗 15 粒、黑糖適量

做法：

1. 紅棗剖開留籽。

2. 所有材料洗淨，加水 3000c.c. 以大火煮滾後，改成小火續煮 20 分鐘。濾渣後即可飲用。

小叮嚀：

* 飲用前可酌加黑糖，約每 300c.c.茶加 10 克黑糖。

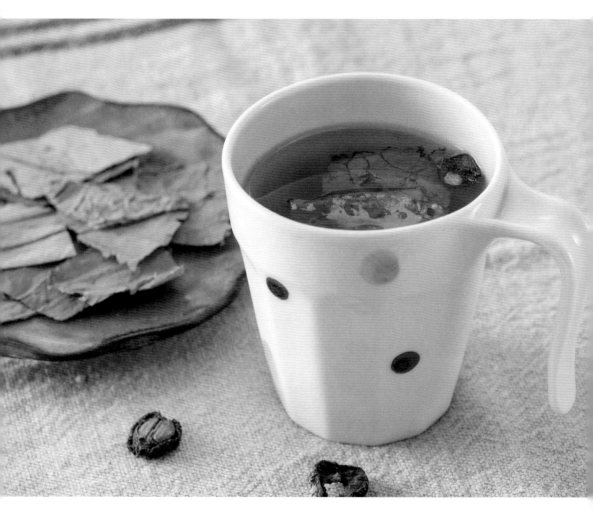

荷葉山楂茶

適用病症:對中風患者特別有益

材料:

荷葉(乾品)20 克、山楂 20 克

做法:

1. 荷葉洗淨撕碎,山楂洗淨。

2. 二者加水 800c.c.煮沸,滾後小火再煮 20 分鐘,即可溫熱飲用。

止瀉薑茶

適用病症：腹瀉

材料：綠茶茶葉 10 克、生薑 2 片

做法：

二者用 600c.c.沸水沖泡 15 分鐘，濾渣即可飲用。

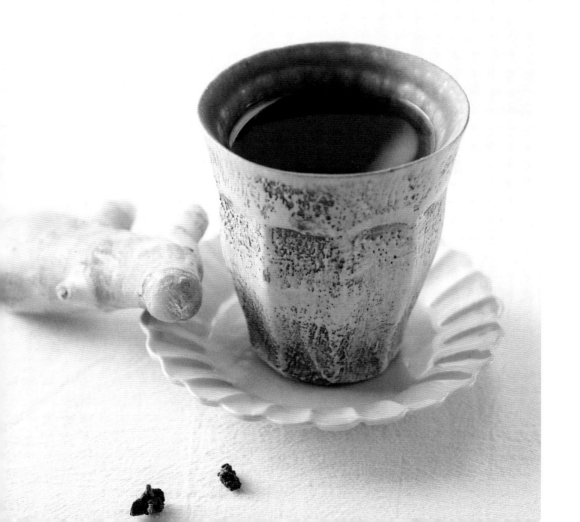

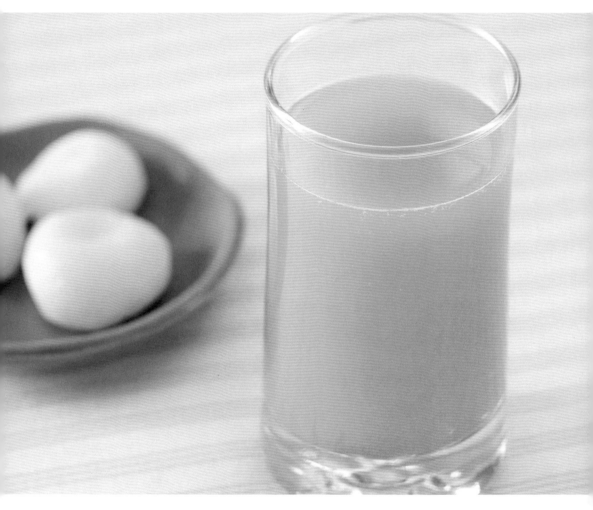

甘蔗茅根荸薺飲

適用病症：對支氣管炎特別有益

材料：

甘蔗 500 克、荸薺 300 克、白茅根（乾品）120 克

做法：

1. 甘蔗去皮切小段、荸薺洗淨去皮剖半、白茅根洗淨。

2. 三者加水 3500c.c.合煮，滾後轉小火續煮 45 分鐘，濾渣當茶飲。

香菇海帶水

適用病症：對高血壓特別有益

材料：

香菇（乾品）2 朵、海帶（乾品）6 公分長

做法：

1. 睡前將材料洗淨後，放入保溫瓶，沖泡沸水 500c.c.，加蓋密封。

2. 次日清晨取飲汁液，剩餘的香菇與海帶，可以留作日後做菜用。

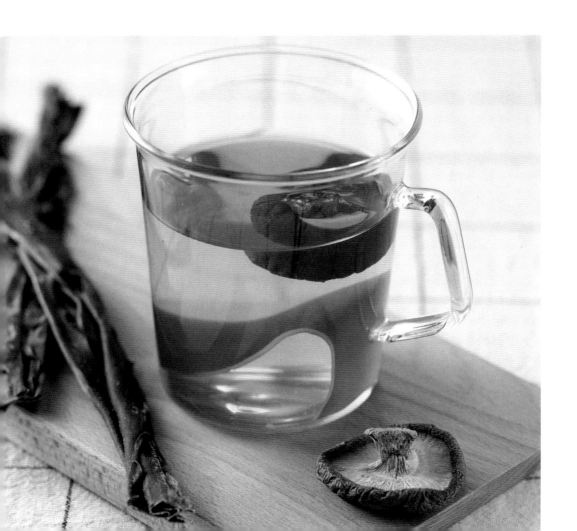

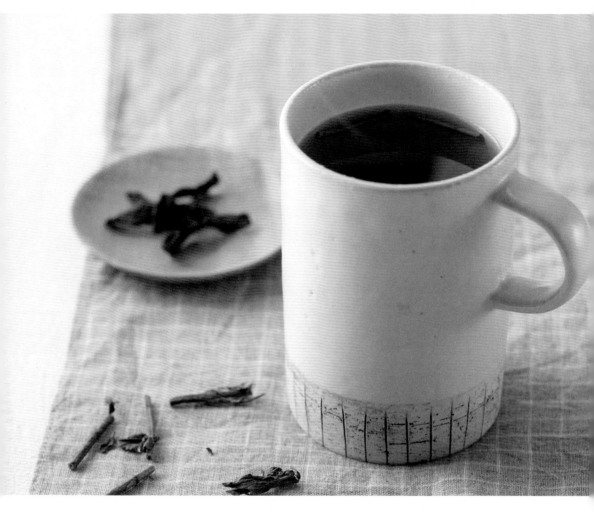

保肝利尿湯

適用病症：對肝炎特別有益

材料：

大麥芽 50 克、茵陳 50 克、陳皮 25 克

做法：

所有材料加水 3000c.c.合煮，大火滾後轉小火續煮 20 分鐘，濾渣冷卻即可飲用。

車前草茶

適用病症：

對尿道炎、膀胱炎有益、改善睡覺時打呼

材料：車前草（乾品）1 兩

做法：

車前草洗淨加水 2000c.c.，滾後轉小火續煮 20 分鐘，濾渣當茶飲。

小金英茶

適用病症：

建議腎結石患者常喝、防病抗癌

材料：

小金英（乾品）50 克

做法：

小金英洗淨，切碎加水 3000c.c.，大火煮滾後，小火再煮 20 分鐘，濾渣即可當茶飲，味道偏苦。

決明子綠茶

適用病症：

膽固醇過高、視力減退、夜盲症、火氣大

材料：

決明子 10 克、綠茶 1 茶匙（約 3 克）、褐色碎冰糖 15 克。

做法：

所有材料加水 600c.c.，滾後小火續煮 5 分鐘，濾渣即可飲用。

用法：喝六天停一天。

小叮嚀：

* 有胃酸過多、胃腸潰瘍、胃炎或胃痛的患者禁食。

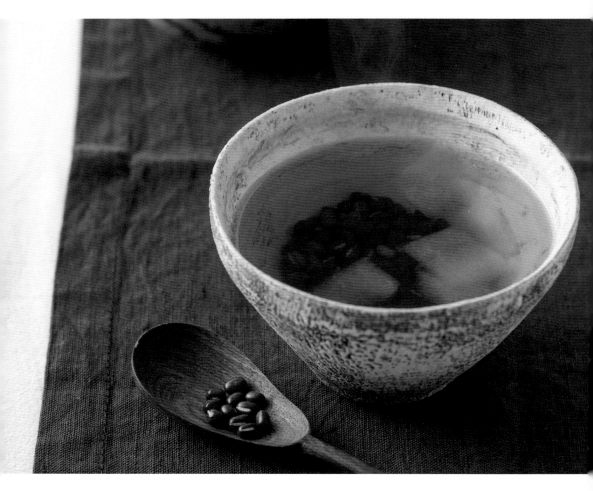

西瓜皮紅豆湯

適用病症：

建議腎臟病患者常喝

材料：

西瓜白色內皮 200 克、紅豆 100 克

做法：

1. 紅豆浸泡 4 小時使軟化、西瓜皮切碎。

2. 二者加水 1500c.c.合煮，滾後轉小火續煮 20 分鐘，濾渣當茶飲。

茅根蓮藕湯

適用病症：

建議腎臟病患者常喝

材料：

鮮蓮藕 600 克、白茅根（鮮品）150 克

做法：

1. 蓮藕洗淨連皮切片，鮮茅根洗淨。

2. 蓮藕、鮮茅根加水 3500c.c.合煮，滾後轉小火續煮 45 分鐘，濾渣
   即可飲用。

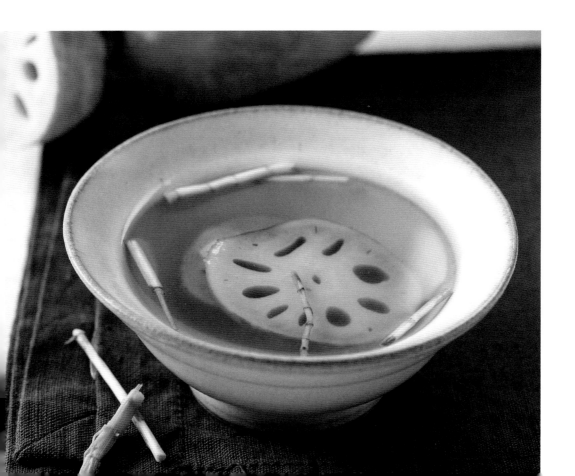

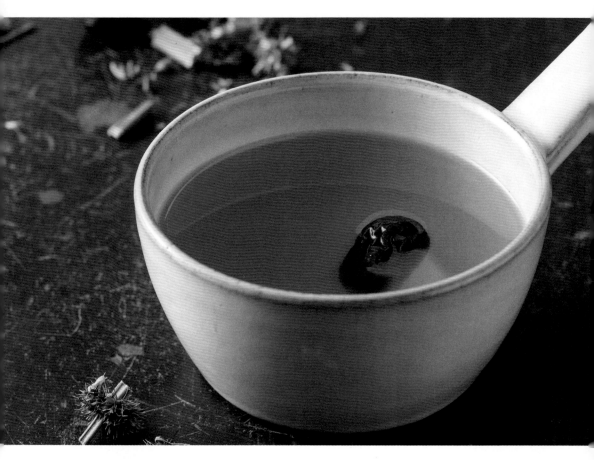

益母草茶

適用病症： 經痛

材料：

益母草（乾品）30 克、紅棗 15
粒

做法：

1. 紅棗洗淨切開去子，益母草洗
淨。

2. 二者加水 3000c.c.大火煮滾
後，轉小火續煮 20 分鐘，濾
渣即可飲用。

3. 因味道甚苦，飲用時可酌加紅
糖調味。

用法： 算準月經時間，提早七天
作預防，連續喝益母草茶，日飲
至少 1200c.c.。每喝三天停一
天，喝至月經結束才停止。

蓮子心茶

適用病症：安神助眠

材料：蓮子心 1 小匙（中藥房有售）約 5 克

做法：

1. 蓮子心洗淨，用有蓋的杯子裝好，倒入 200～300c.c.滾水直接沖泡。

2. 蓋上杯蓋燜 20 分鐘，濾渣後即可當茶飲。

小叮嚀：

* 蓮子心較苦，可加一點黑糖，但不要太多。它有安神、助眠的功效，可改善煩躁的心情。

鳳梨醋水

適用病症：便秘、經痛

材料：

鳳梨醋 15c.c.、冷或溫開水 500c.c.

做法：

將鳳梨醋加上開水稀釋均勻，即可飲用。

用法：

此方平時就該喝，不要等經痛了才喝。但不要天天喝，胃可能會受不了，請喝三天停一天。

小叮嚀：

* 鳳梨含的酵素多，有助於分解經期的血塊，可改善血塊淤積所造成的經痛，還可幫助通便。

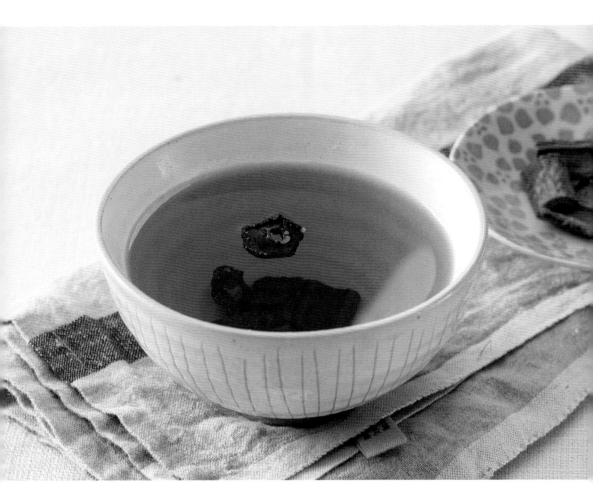

桂皮山楂紅糖湯

適用病症：月事不順

材料：

桂皮 6 克、山楂 10 克、紅糖 30 克、水約 4 碗（約 1000c.c.）

做法：

所有材料以大火煮滾後，再用小火熬煮 30 分鐘，濾渣後當茶飲。

小叮嚀：

＊要在經期前七天喝，連喝七天。

桑葉湯

適用病症：

攝護腺腫大、攝護腺發炎、美白去斑

材料：

新鮮的桑葉 50 克

做法：

桑葉洗淨後，加水 3000c.c.合煮，煮滾後轉小火續煮 20 分鐘，就可濾渣飲用。

小叮嚀：

* 中醫認為桑葉有去斑美膚、祛風濕、改善攝護腺腫大等功效。

粉藤湯

適用病症：

攝護腺腫大、攝護腺發炎

材料：

新鮮的粉藤塊莖 180～200 克、紅糖 30 克

做法： 將粉藤洗乾淨、切小段，加 2000c.c.的水合煮，大火煮滾後以小火續煮 20 分鐘，再濾渣後加紅糖，即可飲用。

小叮嚀：

* 粉藤可在青草店買到。

* 糖尿病與身體有異常組織者，不可加紅糖。

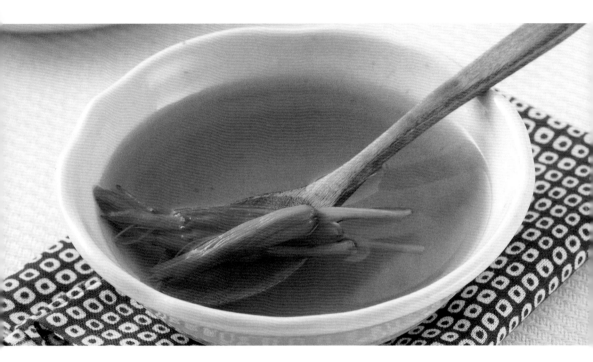

金針菜湯

適用病症：

失眠、恐慌症、黑眼圈

材料：金針菜（乾品）一兩

做法：

1. 金針菜先用溫開水泡 20 分鐘，然後滾水川燙 30 秒，這樣可以把金針菜當中一種會拉肚子的天然過敏物質去掉。

2. 水瀝乾，重新加水 2000c.c.，大火滾後續煮 20 分鐘，不可以調味，喝不完放冰箱，再喝要加熱，會有一點酸。

3. 金針菜不要丟，可以當菜來吃。

4. 喝金針菜湯 200c.c.，可以安定神經。

用法：喝三天停一天。

小叮嚀：

* 睡眠品質不好的人，可把金針菜湯當成日常飲料。

* 金針菜買乾的，選自然顏色，不要買太漂亮的顏色，最好到有機店買。

* 有尿酸高或痛風的患者禁食。

淡竹茅根湯

適用病症：

結石體質者（如腎結石、肝膽結石、尿路結石……）

材料：

淡竹茅[1] 10 克、白茅根 10 克

做法：

1. 材料洗淨之後，加水 600c.c. 合煮，滾後轉小火續煮 20 分鐘。

___

1 乾品，中藥房有售。

2. 濾渣後即可飲用。

用法：喝三天停一天。

小叮嚀：

* 體質虛寒者可加入紅棗 10 粒一起煮，以免過於寒涼。

* 有頻尿的患者禁食。

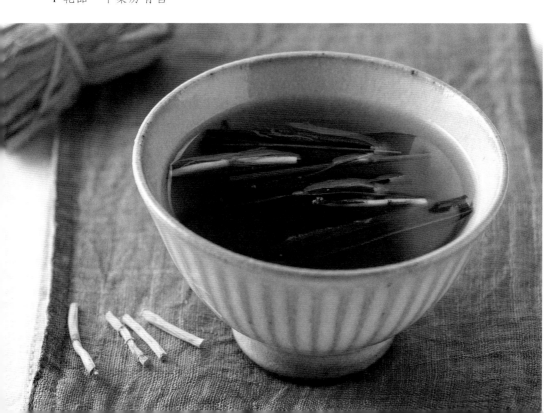

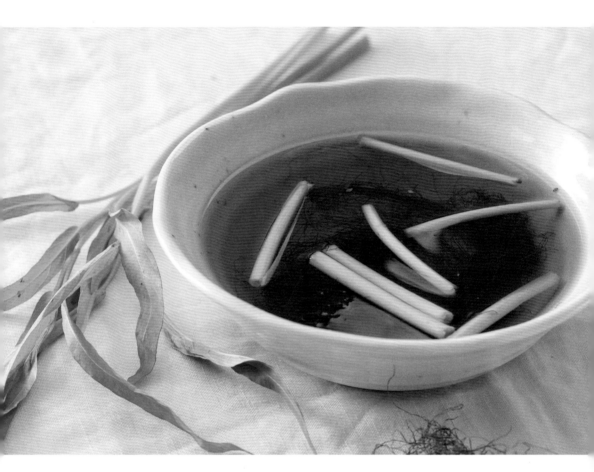

空心菜玉米鬚湯

適用病症：

高血糖、糖尿病、結石體質者

材料：

空心菜梗 300 克、玉米鬚（乾品）15 克

做法：

1. 將空心菜洗淨切段，玉米鬚洗淨裝入布袋。

2. 兩者入鍋加水 1000c.c.合煮，煮滾後轉小火續煮 20 分鐘，再濾渣即可。

馬齒莧紅鳳菜湯

適用病症：高血糖、糖尿病

材料：

新鮮的馬齒莧 150 克、紅鳳菜 150 克

做法：

馬齒莧與紅鳳菜洗淨後切碎，加水 3000c.c.合煮，煮滾後以小火續煮
20 分鐘。再濾渣之後飲用。

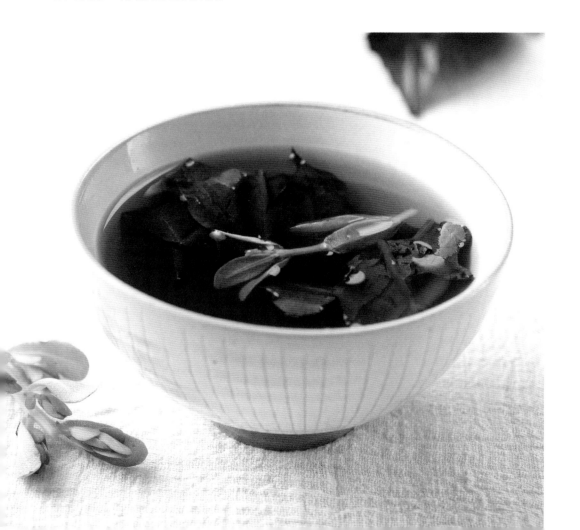

綠茶通草湯

適用病症：

攝護腺腫大、攝護腺發炎

材料：

綠茶茶葉 2 克、通草 10 克、小麥 25 克

做法：

1. 小麥與通草加水 800c.c. 合煮，滾後以小火續煮 20 分鐘，再濾渣取湯。

2. 取熱湯汁來泡茶葉，20 分鐘之後即可飲用。

小叮嚀：

* 通草可在中藥行或青草店買到。白色、有彈性的品質最佳，黃色的功效稍差。

* 800c.c. 不容易喝完，可分 3 次飲用。

薑湯

適用病症：

改善寒體的過敏症狀（如皮膚過敏、鼻子過敏、眼睛過敏⋯⋯）

材料：

老薑一小塊約 30 克、水 600c.c.

做法：

1. 老薑切片。

2. 取 3 片薑，連同 600c.c. 的水，大火煮滾後再用小火煮 20 分鐘。

3. 放涼後濾渣備用。

綠茶蓮花湯

適用病症：

攝護腺腫大、攝護腺發炎

材料：

綠茶茶葉 5 克、蓮花蕾 20 克、
甘草 5 克

做法：

蓮花蕾、甘草加水 600c.c.，煮
滾後加入茶葉沖泡，20 分鐘後
即可飲用 200c.c.。另外 400c.c.
可再分 2 次飲用。

小叮嚀：

＊蓮花蕾又稱「蓮蕊」、「蓮蕊
鬚」、「蓮蕾鬚」，是蓮花的
雄蕊，可在中藥房買到。

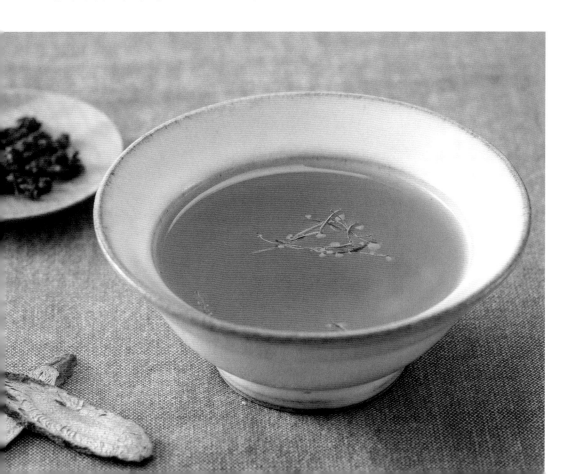

排餐 B 項－食養果菜汁食譜

五汁飲

適用病症：

退火、抗癌、甲狀腺過敏、降血壓、降血糖

材料：

蘋果一個（200 克）、黃瓜 1/4 條（150 克）、苦瓜 1/4 條（100 克）青椒 1/2 個（100 克）、西洋芹 2 片（150 克）

做法：

1. 蘋果、大黃瓜去皮切塊，苦瓜、青椒、西洋芹洗淨切塊。
2. 所有材料用「分離式榨汁機」榨出原汁，現榨現喝。

用法： 喝三天停一天。

小叮嚀：

* 若是降血糖，蘋果要選用「青蘋果」。

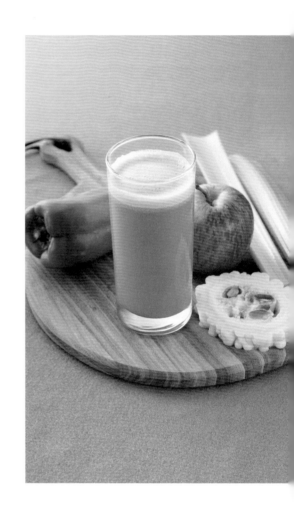

胡蘿蔔洋蔥蘋果汁

適用病症：腰痠背痛

材料：

胡蘿蔔 1 條、洋蔥 1/2 個、蘋果 1 個

做法：

全部材料洗淨後，稍微切塊，用「分離式榨汁機」萃取胡蘿蔔原汁 300c.c.、洋蔥 50c.c.、蘋果 150c.c.，共 500c.c.，調勻後趁新鮮飲用。

用法：

一天飲用 2 回，每回 500c.c.。

小叮嚀：

＊有機洋蔥可連皮使用，非有機則需剝除外皮。

＊洋蔥有嗆味，不需用太多。

枸杞胡蘿蔔汁

適用病症：

低血壓、飛蚊症、白內障、視力減退、頭暈

材料：

枸杞 15 克、胡蘿蔔 1 條、蘋果 1 個

做法：

1. 枸杞洗淨泡沸水 5 分鐘，瀝乾備用。

2. 蘋果與胡蘿蔔均去皮切塊，用「分離式榨汁機」榨出原汁。

3. 將枸杞與蘋果胡蘿蔔汁用調理機拌勻，宜即刻飲用。

用法：喝一天停一天。

小叮嚀：

＊有尿蛋白異常、尿素氮異常、肌酸酐異常、尿毒症、洗腎、腎功能不全、腎癌、糖尿病、癌症的患者禁食。

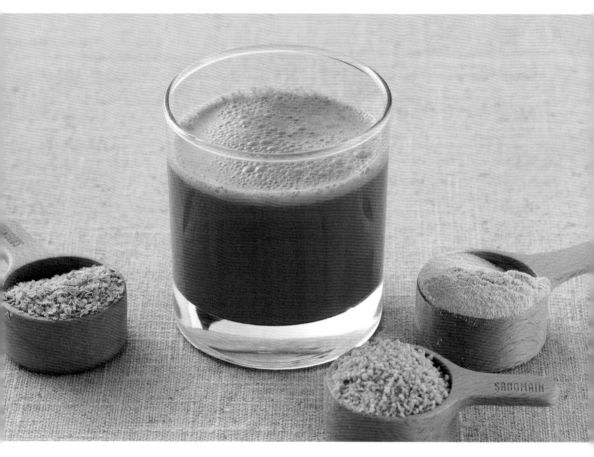

三寶胡蘿蔔汁

適用病症：

預防感冒、防病抗癌、改善視力

材料：

有機胡蘿蔔 2 條（約 400 克）、
三寶粉（大豆卵磷脂、啤酒酵
母、小麥胚芽）各 5 克。

做法：

1. 胡蘿蔔洗淨後，連皮以「分離
式榨汁機」榨出原汁。

2. 將三寶粉加入胡蘿蔔生汁，調
勻後立即飲用。

用法：

喝一天停一天，宜隔天喝，避免
皮膚變黃。

小叮嚀：

* 尿酸高者，不宜吃三寶粉。

有機高麗菜原汁

適用病症：

改善胃出血、胃痛、胃炎、血尿、胃酸過多、胃潰瘍、膀胱炎

材料：

有機高麗菜 350 克

做法：

高麗菜洗淨後，用「分離式榨汁機」榨出原汁至少 200c.c.。

用法：

選在空腹時喝，嚴重者一天喝 2 次，不嚴重者一天喝 1 次。每喝三天停一天。

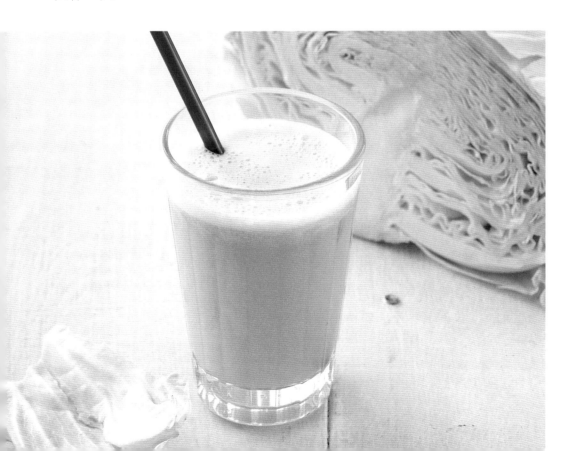

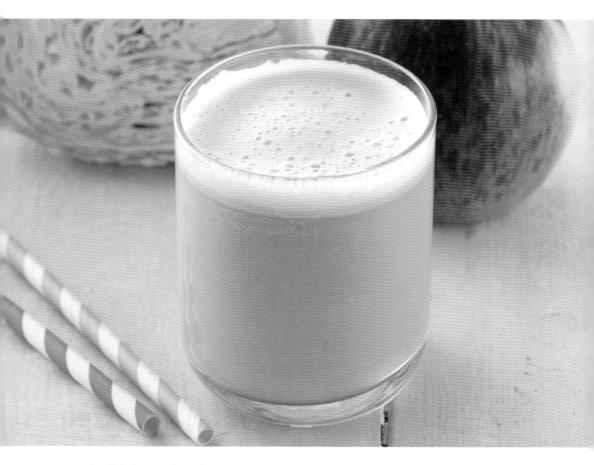

有機高麗菜蘋果汁

適用病症：

改善腸胃疾病、提升免疫力

材料：

有機高麗菜的菜葉（約 300 克）、蘋果 1 個

做法：

1. 有機高麗菜洗淨，蘋果去皮切塊。

2. 二者用「分離式榨汁機」榨出原汁，趁鮮飲用。

用法： 喝三天停一天。

淨血蔬果汁

適用病症：

淨化血液、降低膽固醇、抗癌、降血壓、降血糖、改善心臟病

材料：

胡蘿蔔 1 條（約 250 克）、西洋芹 2 片（約 150 克）、大番茄 1 個、檸檬 1/2 個

做法：

1. 所有材料洗淨，胡蘿蔔去皮切塊，大番茄去蒂切塊，西洋芹切段，檸檬去皮、對切。

2. 將胡蘿蔔、檸檬、芹菜與番茄，用「分離式榨汁機」榨出原汁，趁鮮飲用。

用法：喝三天停一天。

小叮嚀：

* 有尿蛋白異常、尿素氮異常、肌酸酐異常、尿毒症、洗腎、腎功能不全、腎癌、腹瀉或下痢的患者禁食。

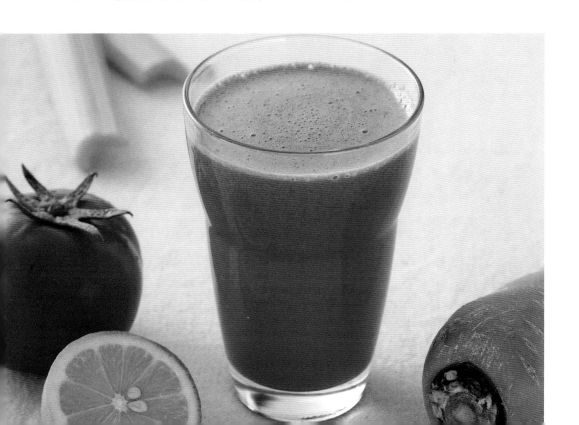

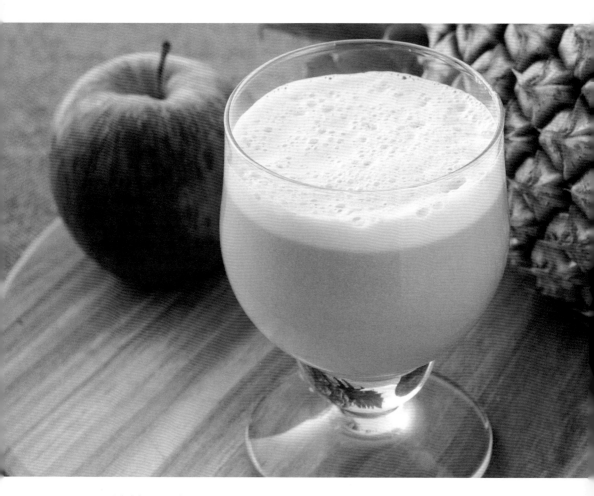

鳳梨蘋果汁

適用病症：

高血脂、消化不良、便祕

材料：

鳳梨 250 克、蘋果 1 個（約 250 克）

做法：

1. 鳳梨、蘋果洗淨去皮切塊。

2. 二者以「分離式榨汁機」榨出原汁，即刻飲用。

用法： 喝三天停一天。

小叮嚀：

* 果汁一定要現榨，不能用罐裝果汁代替。

高 C 果汁

適用病症：

幫助退燒、防治感冒、增強抵抗力、美白皮膚

材料：

柳橙 2 個、檸檬 1/2 粒、葡萄 25 粒

做法：

1. 將柳橙及檸檬徹底洗淨，均去外皮，切塊後用「分離式榨汁機」榨出原汁。

2. 將葡萄洗淨後去皮，葡萄再與柳橙檸檬汁用調理機拌勻，然後用濾網將葡萄籽濾掉，即刻趁鮮飲用。

用法：喝三天停一天。

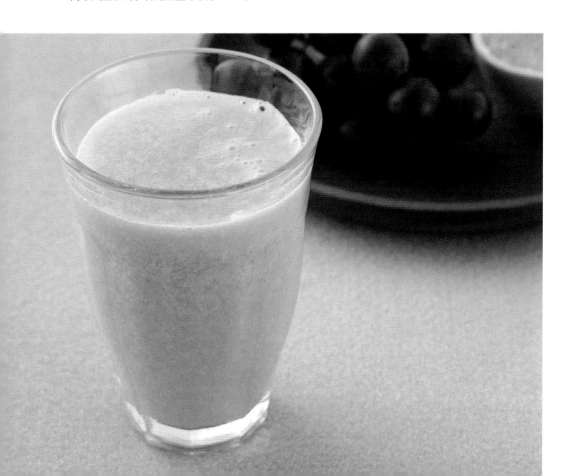

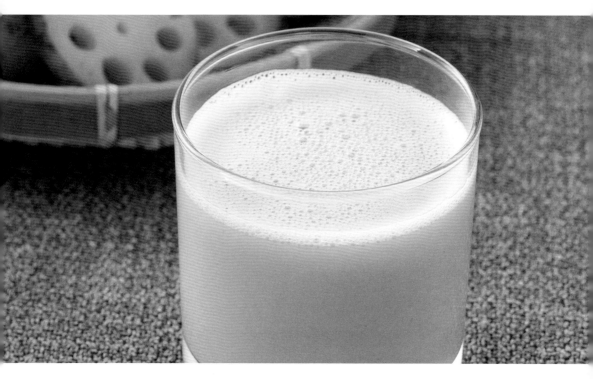

蓮藕生汁

適用病症：

胃出血、失眠、血尿、胃潰瘍、失眠、膀胱炎

材料：蓮藕 600 克

做法：

將蓮藕表面刷洗乾淨後切塊，用「分離式榨汁機」榨出原汁，不必沉澱，宜迅速飲用，否則會氧化變黑。

用法：喝三天停一天。

小叮嚀：

* 蓮藕選購時要注意，不可購買破裂殘缺，否則汙泥滲入藕孔中不易洗淨。

* 治失眠的效果要好，最好將蓮藕生汁隔水加熱，讓它接近體溫後再喝，效果較佳。做法是先準備一個加了溫水的大碗，再將蓮藕生汁裝入一個小杯子，放入大碗裡；約過 20 分鐘後，蓮藕汁就會接近體溫。

胡蘿蔔原汁

適用病症：

改善眼睛老花、飛蚊症、白內障、預防貧血、改善消化系統、抗衰老

材料：胡蘿蔔 500 克

做法：

胡蘿蔔洗淨，去皮切塊，用「分離式榨汁機」榨出原汁，趁鮮飲用。

用法：喝一天停一天。

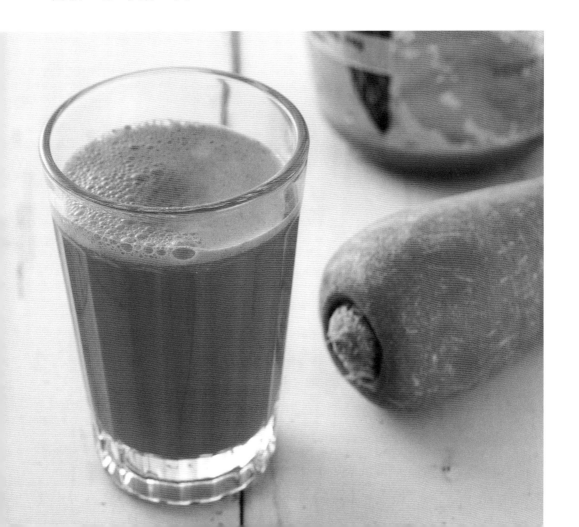

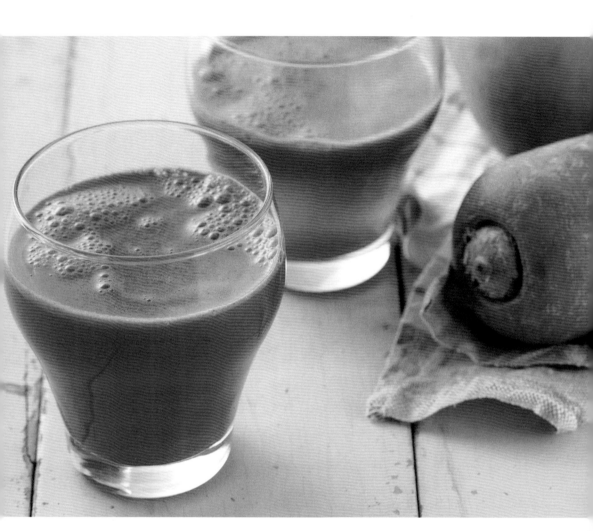

胡蘿蔔蘋果汁

適用病症：

防病抗癌、整腸健胃、改善視力減退

材料：

胡蘿蔔 1 條（約 300 克）、蘋果 1 個

做法：

1. 蘋果去皮切塊，胡蘿蔔去皮切塊。

2. 所有食材放入「分離式榨汁機」榨出原汁，即刻飲用。

用法：喝一天停一天。

胡蘿蔔腰果熱湯

適用病症：

改善視力減退、飛蚊症、預防心臟病、補腦健脾

材料： 胡蘿蔔 2 條、腰果 5 粒

做法：

1. 胡蘿蔔洗淨後切塊，用「分離式榨汁機」榨取原汁。

2. 將胡蘿蔔原汁加上腰果 5 粒，用調理機攪拌均勻，此為「胡蘿蔔腰果汁」。

3. 再將已拌勻的「胡蘿蔔腰果汁」放入鍋內煮，大火煮沸，小火再煮 1 分鐘，即可趁熱飲用。

用法： 喝一天停一天。

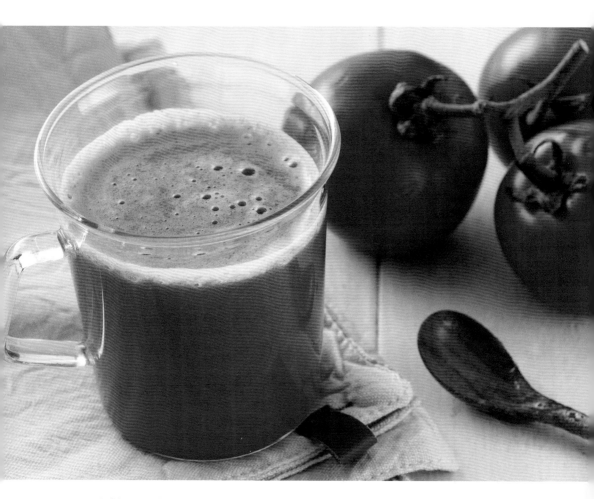

番茄原汁

適用病症：

改善甲狀腺亢進、糖尿病、防病抗癌

材料：番茄（大粒）2 個

做法：

番茄洗淨後臭氧處理 20 分鐘（或買有機番茄則不需要臭氧處理），
去蒂、切塊，用「分離式榨汁機」榨出原汁。

用法：喝三天停一天。

馬鈴薯原汁

適用病症：

預防腸胃出血、改善胃酸過多、胃潰瘍、腸胃不適症狀

材料：

馬鈴薯 2～3 個（約 400 克）

做法：

1. 馬鈴薯洗淨後（最好能用「臭氧機」處理 20 分鐘，以便消毒殺菌），另外，需將表面上所有的「芽眼」用尖刀挖掉。

2. 不去皮，切塊用「分離式榨汁機」榨取原汁（至少 200c.c.）沉澱 3 分鐘，喝上面的清湯，底部沉澱的澱粉不吃，澱粉可留待日後燒菜時勾芡用。

用法：喝一天停一天。

小叮嚀：

* 與高麗菜原汁交替飲用可迅速改善胃病。

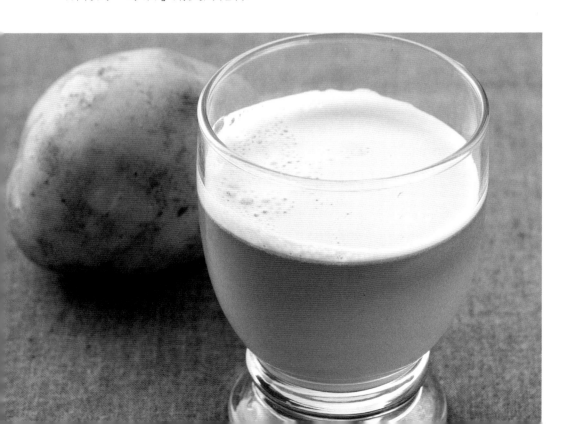

馬鈴薯蘋果汁

適用病症：

腸胃疾病、養肝解毒

材料：

馬鈴薯 2 個（約 300 克）、蘋
果 1 個（約 250 克）

做法：

1. 馬鈴薯洗淨後（最好能用「臭
   氧機」處理 20 分鐘，以便消
   毒殺菌），另外，需將表面上
   所有的「芽眼」用尖刀挖掉。

2. 不要去皮，切塊用「分離式榨
   汁機」榨出原汁（至少 200c.c.）
   沉澱 3 分鐘，只取上層澄清的
   馬鈴薯汁。

3. 蘋果洗淨削皮切塊，用「分離
   式榨汁機」榨取原汁。

4. 把澄清的馬鈴薯汁和蘋果汁混
   合，攪拌均勻，即刻飲用。

用法：

喝三天停一天，持續喝一個月以
上。

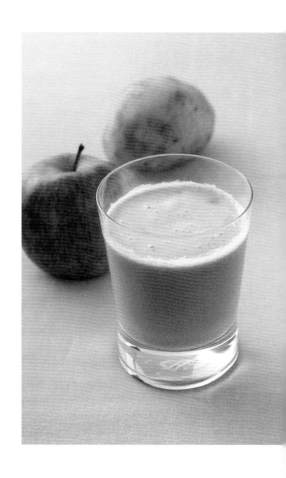

小叮嚀：

* 有胃食道逆流者不要喝，改成
　喝馬鈴薯原汁。

青木瓜原汁

適用病症：

改善胃酸過多、幫助通便、美白、抗衰老

材料：

青木瓜 1 個（約 500 克）

做法：

青木瓜洗淨去皮去籽切塊，用「分離式榨汁機」榨取原汁，即刻飲用。

用法：喝一天停一天。

小叮嚀：

* 有尿蛋白異常、尿素氮異常、肌酸酐異常、尿毒症、洗腎、腎功能不全或腎癌忌食的患者禁食。

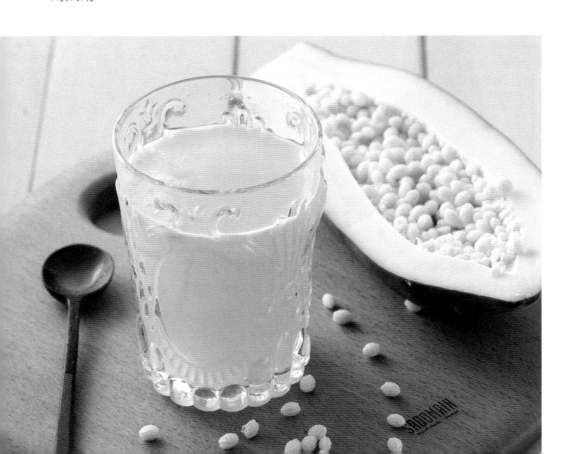

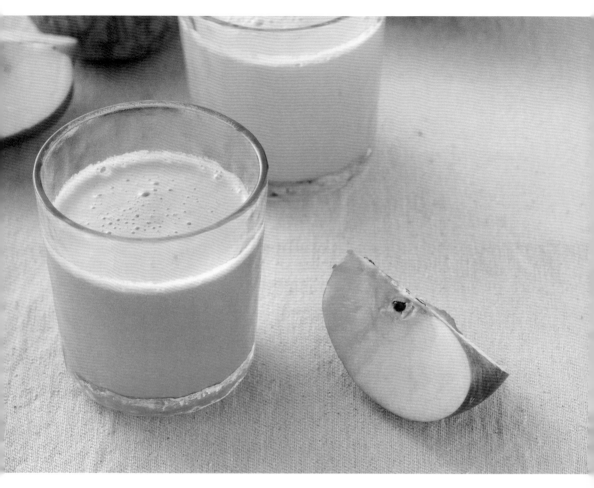

青木瓜蘋果汁

適用病症：

改善便秘、幫助消化、改善腹
脹、抗衰老

材料：

青木瓜 1/2 個（約 250 克）、蘋
果 1 個（約 250 克）

做法：

1. 青木瓜去皮去籽切塊，蘋果去
   皮切塊。

2. 將青木瓜、蘋果分別以「分離
   式榨汁機」榨出原汁，拌勻即
   刻飲用。

用法：喝一天停一天。

蘋果汁

適用病症：

水腫、尿毒、腎結石、膽結石、香港腳、膽囊炎

材料：蘋果 2 個

做法：

蘋果洗淨去皮去核切塊，以「分離式榨汁機」榨出原汁。

用法：喝三天停一天。

小叮嚀：

＊糖尿病、胃酸過多忌食。

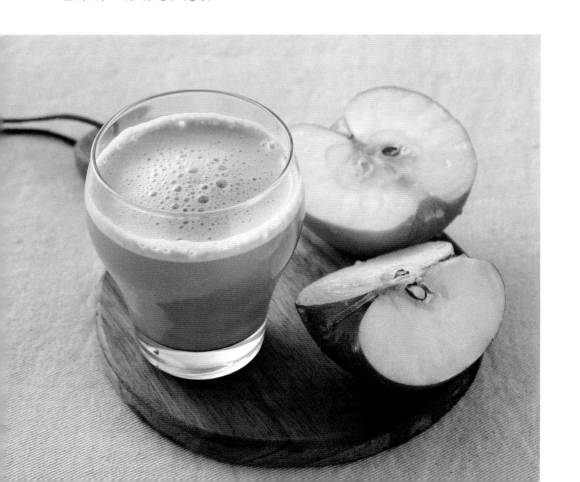

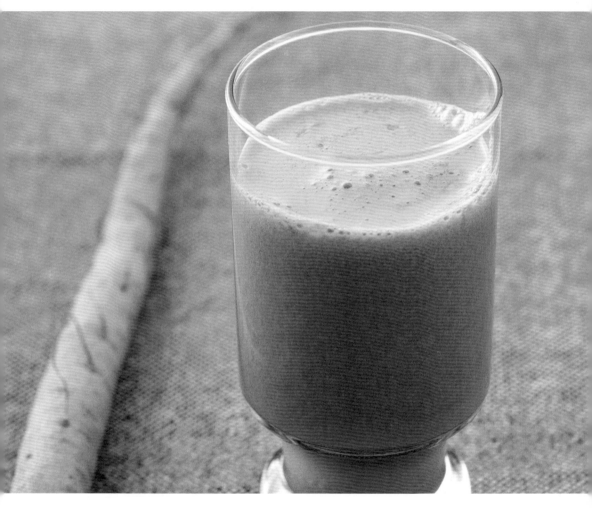

牛蒡生汁

適用病症： 改善便祕、延遲衰老

材料： 牛蒡 5 條

做法：

牛蒡洗淨不去皮切小段，用「分離式榨汁機」榨取原汁，趁鮮飲用，避免氧化。

用法： 喝一天停一天。

小叮嚀：

* 喝「牛蒡生汁」，會立即有排便的反應，故最好在家方便時才喝。

* 有腺體腫瘤的患者禁食。

葡萄原汁

適用病症：

改善憂鬱、頭暈、昏沉、低血壓、四肢乏力

材料：葡萄 25 粒

做法：

1. 葡萄洗淨，去皮去籽（雙手要徹底洗乾淨，然後才剝皮，以免汙染）

2. 加冷開水 50c.c.放入調理機攪拌均勻，即可趁鮮飲用。

用法：喝六天停一天。

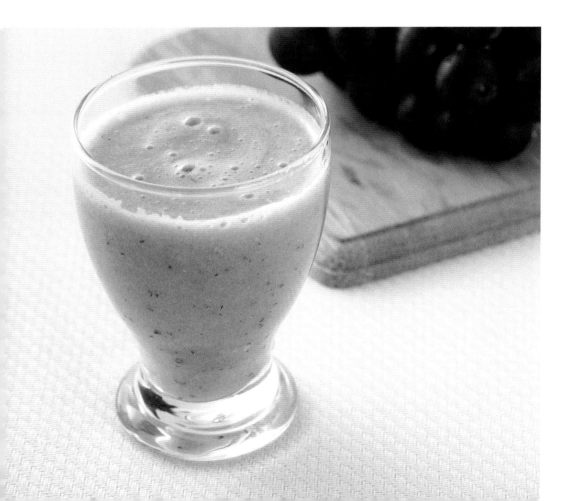

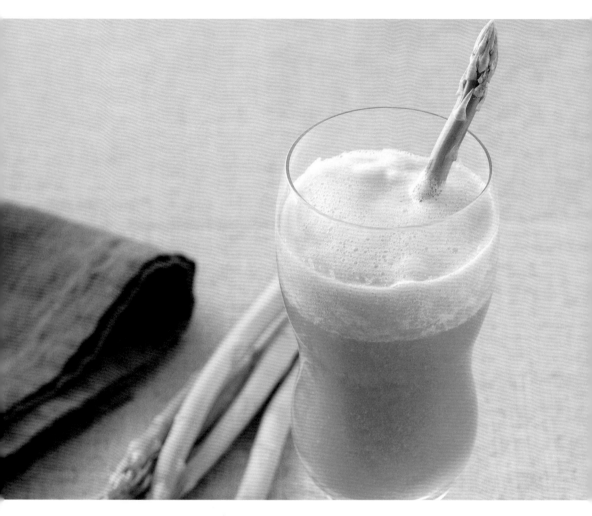

蘆筍泥

適用病症：

抑制腫瘤成長、降血壓、改善便秘

材料：綠蘆筍 5 條

做法：

1. 綠蘆筍充分洗淨後，先用沸水
   燙煮 10 秒，然後切小段。

2. 加冷開水 150c.c.，用調理機
   打成泥，要即刻飲用。

用法：喝一天停一天。

小叮嚀：

* 有痛風的患者禁食。

西瓜汁

適用病症：發燒、排尿不順

材料：西瓜帶皮 400 克

作法：

削掉西瓜的綠色皮，保留白色內皮。把白色內皮與西瓜肉一起榨成汁，喝完很快就能退燒。

蘋果原汁

適用病症：肝膽結石、消化不良

材料：蘋果 2 或 3 個

做法：

1. 蘋果洗淨後去皮切塊（若是有機蘋果，可以連皮切塊）。

2. 用「分離式榨汁機」榨出原汁（約 300c.c.）要趁鮮飲用。

用法：喝三天停一天。

小叮嚀：

* 有糖尿病或胃酸過多的患者禁食。

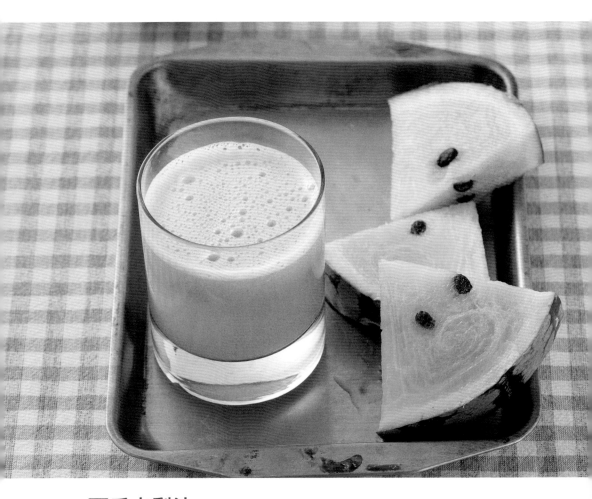

西瓜水梨汁

適用病症：

降火利尿、消炎、改善發燒、火
氣大、緩減腎結石、黃疸

材料：

西瓜（小）1 個、水梨（大）1 個

做法：

1.西瓜削掉綠色外皮，保留白色

的內皮，水梨要去皮切塊。

2.將白色西瓜皮、西瓜肉與水
梨，用「分離式榨汁機」榨出
原汁，宜趁鮮飲用。

用法：喝一天停一天。

火龍果明目汁

適用病症：

白內障、飛蚊症、結膜炎、視力減退、乾眼症、慢性結膜炎

材料：

火龍果（小粒）1 個、胡蘿蔔 200 克、奇異果 1 個、寡糖 15c.c.

做法：

1. 火龍果、奇異果，洗淨後去皮切小塊。

2. 胡蘿蔔洗淨後連皮榨出原汁。

3. 所有材料放入調理機中拌勻後即可，宜趁鮮飲用。

用法： 喝一天停一天。

小叮嚀：

* 有虛寒體質的患者禁食。

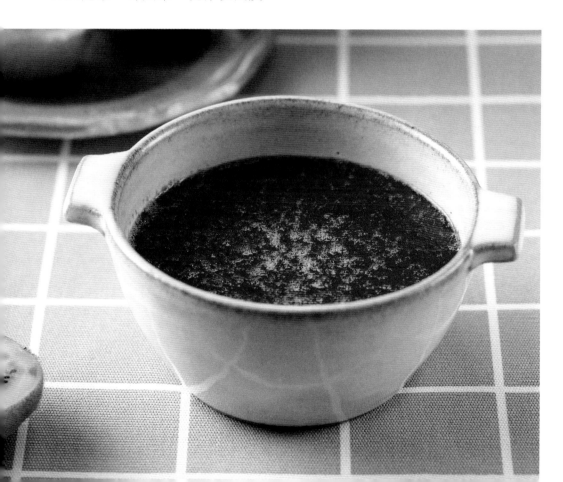

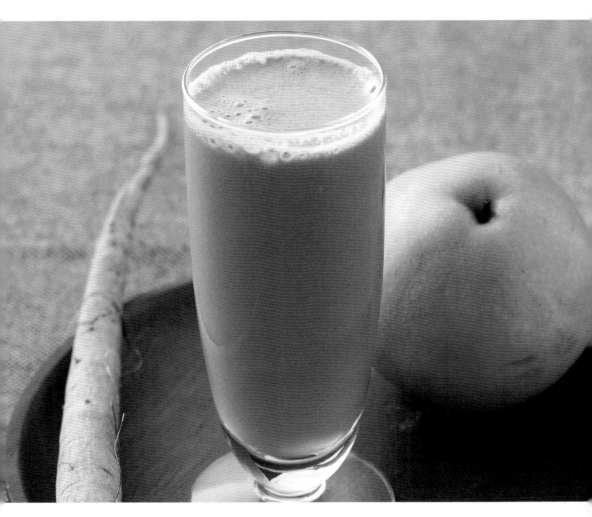

牛蒡水梨汁

適用病症:消膿包、除青春痘

材料:牛蒡 3 條、水梨 1 個

做法:

1. 牛蒡洗淨不去皮切小段,用「分離式榨汁機」榨取原汁。

2. 水梨洗淨去皮切塊,用「分離式榨汁機」榨取原汁,和牛蒡汁混合趁鮮飲用。

用法:喝三天停一天。

小叮嚀:

* 有功能障礙不全的患者禁食。

紅棗牧草湯

適用病症：

抗癌、高血壓、糖尿病、失眠

材料：

牧草（新鮮的根、莖、葉）300
克、紅棗 10 粒

做法：

1. 牧草洗淨切碎，紅棗洗淨切開
   去籽。

2. 二者加水 3500c.c.合煮，滾後
   轉小火續煮 45 分鐘，濾渣即
   可飲用。

用法：喝六天停一天。

小叮嚀：

* 癌症與糖尿病患者，不可加紅
  棗。

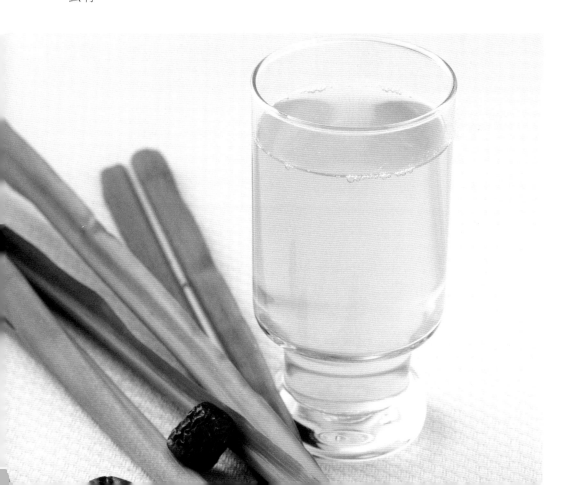

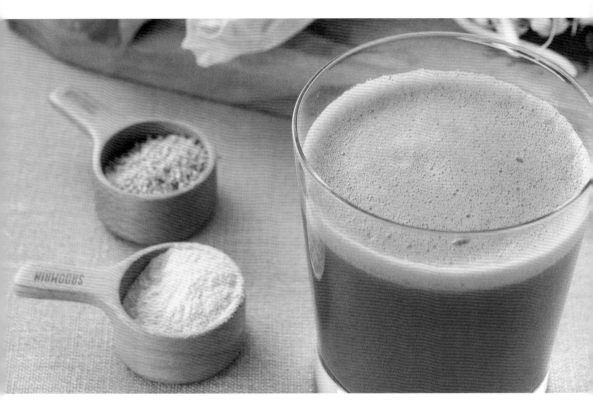

明目精力湯

適用病症：

改善視力、白內障、飛蚊症、結膜炎。

材料：

綠豆芽 30 克、有機小白菜 80 克、鳳梨 100 克、蘋果 1 個、枸杞 15 克、酵素液 30c.c.、三寶（大豆卵磷脂、小麥胚芽、啤酒酵母）各 5 克、胡蘿蔔 2 條

做法：

1. 先將胡蘿蔔洗淨後切塊，用「分離式榨汁機」榨取原汁（約 200～300c.c.）

2. 將所有食材連同胡蘿蔔原汁，一起放入調理機攪拌均勻，即可趁鮮飲用。

用法：喝一天停一天。

小叮嚀：

* 此份量做一次可供 2 人吃。

烏髮精力湯

適用病症：

改善灰白髮、掉髮

材料：

綠豆芽 30 克、有機小白菜 80 克、鳳梨 150 克、香蕉 1 條、花粉 8 克、腰果 5 粒、松子 30 粒、黑芝麻粉 5 克、三寶（大豆卵磷脂、小麥胚芽、啤酒酵母）各 5 克、何首烏湯 200～300c.c.

做法：

1. 何首烏[1]洗淨後加水 500c.c.入鍋合煮，大火煮沸，小火再煮 20 分鐘，濾渣取湯，此為「何首烏湯」，要放涼備用。

2. 鳳梨與香蕉均去皮並切塊。

3. 將所有食材連同何首烏湯一起放入調理機，充分攪拌後趁鮮飲用。

4. 做一次可供 2～3 人吃。

用法：喝三天停一天。

――――――――――

1 可到中藥房買。

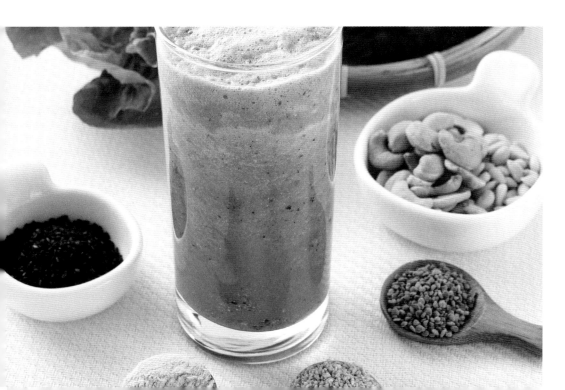

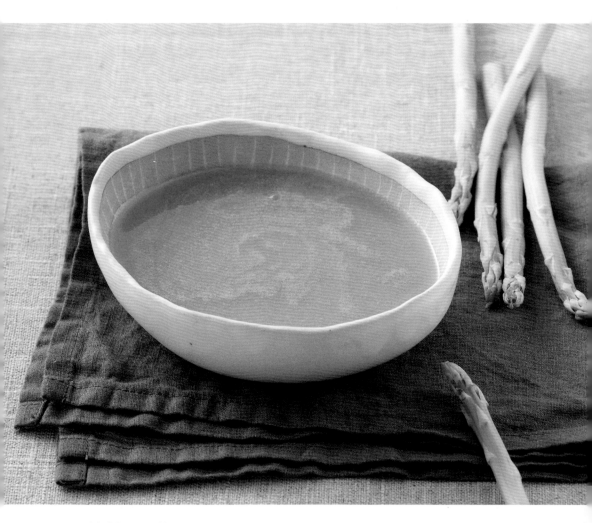

蘆筍泥稀湯

適用病症：

降血壓、改善便秘、防癌

材料：綠蘆筍 5 條

做法：

綠蘆筍充分洗淨後加水 1350c.c.，
大火煮沸，小火再煮 5 分鐘，稍

微冷卻便可入調理機攪拌均勻，
即可飲用。

用法：喝三天停一天。

小叮嚀：

＊尿酸高者勿吃。

高鈣精力湯

適用病症：

預防骨質疏鬆、幫助青少年發育長高、改善高血壓、降低膽固醇、預防動脈硬化、血栓

材料：

綠豆芽 30 克、有機小白菜（約 80 克）、蘋果 1 個、鳳梨（約 100 克）、香蕉 1 條、黑芝麻粉（約 5 克）、花粉 8 克、糖蜜 30c.c.、腰果 10 粒、溫開水 200～300c.c.

做法：

1. 蘋果、鳳梨與香蕉均要去皮切小塊，腰果要洗淨。

2. 所有材料放入調理機充分攪拌，拌勻後要立即趁鮮飲用。

用法：喝三天停一天。

小叮嚀：

* 此份量為雙人份。

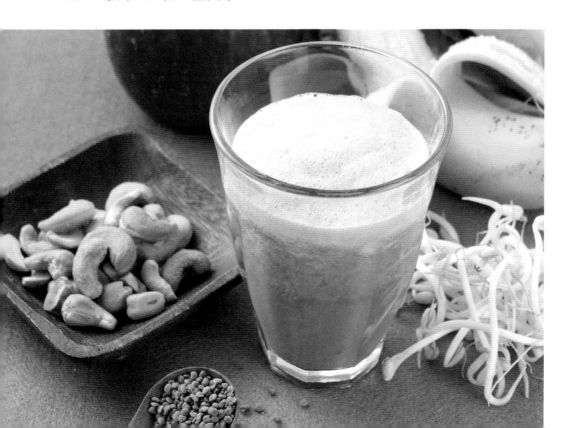

藥草精力湯

適用病症：攝護腺腫大、攝護腺炎

材料：

藥草 30 克、新鮮水果 200～250 克、冷開水適量

做法：

1. 藥草洗淨，用冷開水稍微沖洗；水果洗淨後，去皮、去核、切塊。
2. 將全部材料放入調理機，注入足以淹覆藥草與水果的冷開水，充分拌勻，趁新鮮飲用。

小叮嚀：

* 藥草請至青草店挑選，例如：車前草、魚腥草、酢漿草、康復力、左手香、蒲公英等藥用植物。也可多種同時使用，但總量不超過 30 克。
* 各種水果皆可，但糖尿病和癌症患者應以甜度低的較佳。

抗敏精力湯

適用病症：皮膚過敏

材料：針對皮膚過敏，「芽菜」是不可少的重要食材。

類別	推薦食材	份量
芽菜類	最好用鹼性度最高的苜蓿芽。其他芽菜亦可，像是綠豆芽、葵花芽等等。	1 碗
葉菜類	選不含農藥的結球萵苣、地瓜葉、豌豆苗、紅鳳菜……。	綠菜葉兩種，洗淨後切碎，裝在碗中約兩碗。
水果	香蕉、哈蜜瓜、蘋果……，挑選非過敏的水果。	中等尺寸水果 1 顆，約 200 克
魚腥草茶	參見 P.15 魚腥草茶的做法	300c.c.

做法：將以上材料放入調理機，打成精力湯即可。

小叮嚀：

* 體質寒涼的人可用薑湯或黃耆紅棗湯來代替魚腥草茶。

消渴精力湯

適用病症：

高血糖、糖尿病

材料：

有機小白菜 50 克、萵苣 50
克、苜蓿芽 50 克、海帶芽（乾
品）1 克、奇異果 1 個、三寶粉
各 5 克

做法：

1. 海帶芽先用沸水泡 5 分鐘，瀝
   乾備用。

2. 蔬菜洗淨，奇異果去皮切塊。

3. 將所有材料加 200～300c.c.的
   冷開水，用調理機打勻，趁新
   鮮飲用。

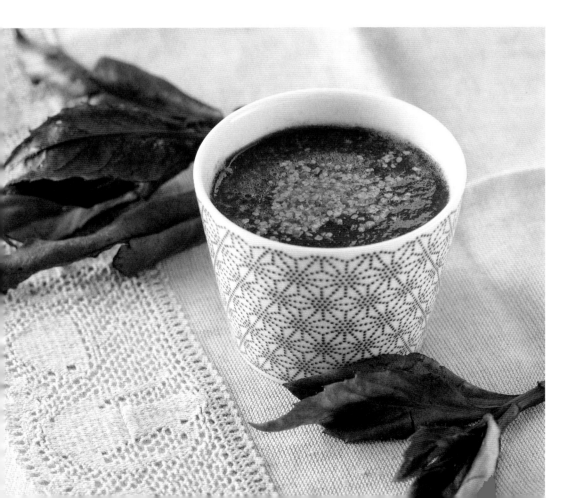

補血精力湯

適用病症：

低血壓、肌肉萎縮症、疲勞、地中海型貧血

材料：

綠豆芽 1 碗、有機綠色葉菜 2 碗、蘋果 1 個、奇異果 1 個、腰果 5 粒、海帶芽（乾品）1 克、黑芝麻粉 3 克、糖蜜 20c.c.、三寶粉（大豆卵磷脂、小麥胚芽、啤酒酵母）各 5 克

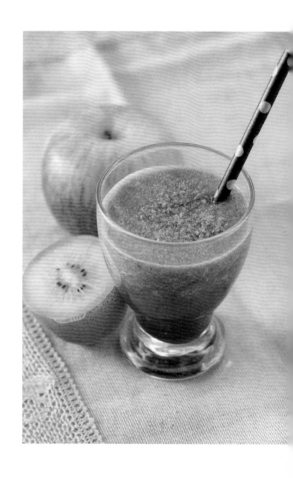

做法：

1. 蘋果去皮切塊、奇異果去皮切塊。

2. 腰果、海帶芽用沸水泡 5 分鐘，軟化後瀝乾。

3. 所有材料加進水 200c.c.入調理機，充分拌勻，即可食用。

用法： 吃六天停一天。

小叮嚀：

* 可以用松子 30 粒取代腰果 5 粒。

* 可用任何芽菜代替「綠豆芽」。

* 有尿蛋白異常、尿素氮異常、肌酸酐異常、尿毒症、洗腎、腎功能不全、腎癌、尿酸高或痛風的患者禁食。

三寶回春精力湯

適用病症：肝硬化

材料：

苜蓿芽 80 克、單葉萵苣與地瓜葉各 50 克，海帶芽（乾品）1 克、腰果 3 粒、松子 20 粒、胡蘿蔔 1 條（約 400 克）、蘋果 1 個、三寶粉（大豆卵磷脂、小麥胚芽、啤酒酵母）各 5 克、藍藻 3 克、酵素 30c.c.、原味優酪乳 200c.c.

做法：

1. 海帶芽與腰果、松子洗淨後，用沸水浸泡 5 分鐘，瀝乾備用。

2. 蘋果洗淨去皮去核切丁，單葉萵苣與地瓜葉洗淨後，分別切碎。

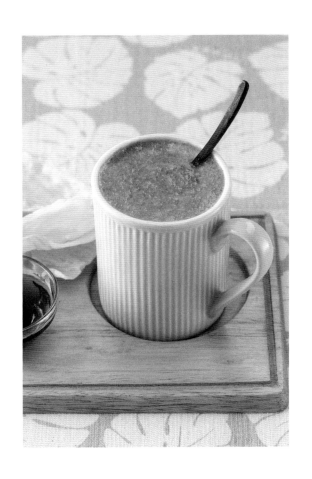

3. 胡蘿蔔洗淨，去皮切塊，以榨汁機榨出原汁。

4. 把已泡軟的海帶芽與腰果、松子放入調理機，攪拌 1 分鐘。

5. 單葉萵苣、地瓜葉、蘋果丁、苜蓿芽及三寶粉分次倒入調理機，再加入優酪乳與適量冷開水充分攪拌均勻，即可趁鮮進食。

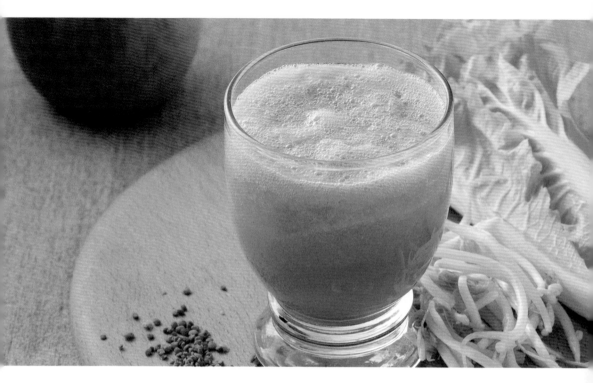

回春精力湯

適用病症：

更年期障礙、防病抗癌、改善便秘、預防皺紋產生

材料：

有機綠豆芽 30 克、小白菜 80 克、鳳梨 150 克、香蕉 1 條、花粉 8 克、三寶粉（大豆卵磷脂、小麥胚芽、啤酒酵母）各 5 克、腰果 5 粒、糙米清湯 300c.c.

做法：

1. 糙米清湯做法請參見本書第34 頁。

2. 將全部材料洗乾淨，鳳梨與香蕉去皮切塊，腰果用沸水燙過滅菌。

3. 將所有食材加上冷卻的糙米清湯一起放入調理機，充分拌勻後，趁新鮮飲用。

小叮嚀：

* 請務必選購有機食材，避免農藥殘留疑慮，才可以生食。

降尿酸精力湯

適用病症：高尿酸、痛風

材料：

地瓜葉 50 克、西瓜肉 200 克、

冷開水 200c.c.

做法：

將材料洗淨後切碎，與西瓜肉一

起放入調理機攪打均勻，趁新鮮

飲用。

小叮嚀：

＊可搭配哈密瓜、水梨、火龍果

　等利尿水果，既能變化種類，

　增添風味口感，更讓效果加乘。

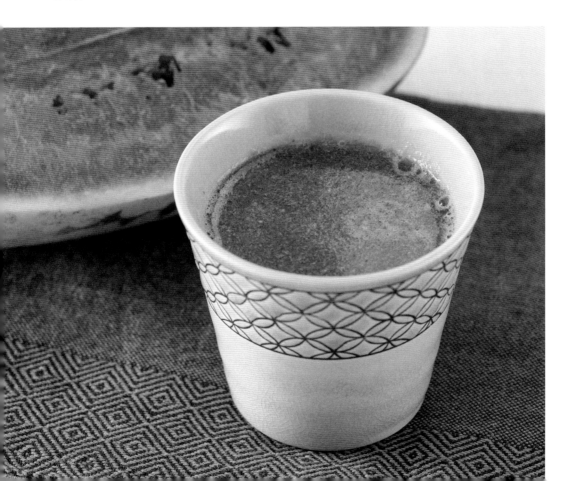

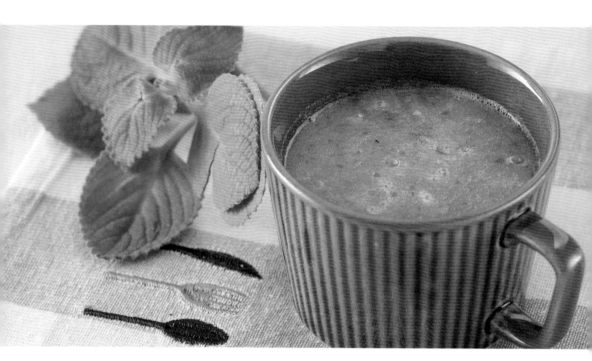

消炎精力湯

適用病症：

口瘡、尿道炎、退化性關節炎、慢性咽喉炎、膀胱炎、麥粒腫

材料：

左手香（生葉）5 片、苜蓿芽 50 克、高麗菜 75 克、番茄 50 克、蘋果 100 克

做法：

1. 左手香、苜蓿芽、高麗菜洗淨，番茄洗淨切塊，蘋果去皮去核切塊。

2. 所有材料放入調理機，酌量加冷開水 200c.c.拌勻即可飲用

用法： 喝三天停一天。

小叮嚀：

* 可以用其它的芽菜取代苜蓿芽，用其他有機蔬菜取代高麗菜。

* 左手香可以在青草店或園藝店買到。

* 有尿蛋白異常、尿素氮異常、肌酸酐異常、尿毒症、洗腎、腎功能不全、腎癌或紅斑性狼瘡忌食的患者禁食。

南瓜籽精力湯

適用病症：

攝護腺腫大、攝護腺炎

材料：

苜蓿芽 100 克、有機蔬菜三種各 50 克、海帶芽（乾品）1 克、南瓜籽 30 粒、南瓜籽油 5c.c.、胡蘿蔔 2 條、蘋果 1 個、三寶粉（大豆卵磷脂、小麥胚芽、啤酒酵母）各 5 克

做法：

1. 胡蘿蔔洗淨去皮切塊，榨出原汁；蘋果洗淨去皮去核切丁。

2. 海帶芽與南瓜籽用溫開水浸泡 20 分鐘，瀝乾。

3. 胡蘿蔔汁倒入調理機中，分次加進有機蔬菜、苜蓿芽、南瓜籽、海帶芽、南瓜籽油及三寶粉，充分攪拌均勻，便可趁鮮進食。

小叮嚀：

*一般生的南瓜籽大多經過分裝，為了避免細菌殘留，所以先用沸水滅菌。

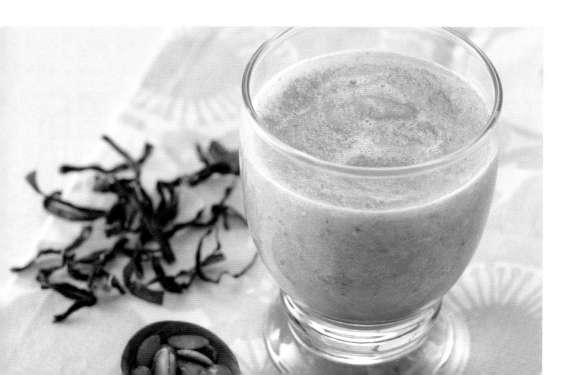

雙人份精力湯

適用病症：

肝病、疲倦、四肢乏力、精氣神差

材料：

苜蓿芽 100 克、有機蔬菜 150 克、蘋果 1 個、番茄 1 個、海帶芽（乾品）1 克、三寶粉和黑芝麻粉各 1 匙（約 5 克）、溫開水 200～300c.c.

做法：

1. 洗淨蔬果，蘋果削皮切丁，番茄去蒂切塊；海帶芽浸泡沸水 5 分鐘。

2. 全部食材放入調理機攪拌，趁新鮮飲用。

小叮嚀：

* 若是肝癌患者，建議選用十字花科的有機蔬菜，舉凡高麗菜、大白菜、小白菜、青江菜、油菜都適合生食。

* 內臟發炎時暫勿添加三寶粉、黑芝麻粉。

* 體質寒者可用薑湯替代溫開水。

甘蔗薑汁

適用病症：

孕婦、支氣管炎、孕吐、氣喘、哮喘

材料： 甘蔗榨汁 200c.c.、老薑汁 10c.c.

做法：

二煮混合調勻，大火滾後，轉小火續煮 10 分鐘，趁溫熱時飲用。

用法： 喝六天停一天。

高酵素精力湯

適用病症：黑眼圈、疲倦

材料：

苜蓿芽 1 碗、結球萵苣（西洋生菜）2 碗、番茄 1 顆、鳳梨 200 克、
三寶粉（大豆卵磷脂、小麥胚芽、啤酒酵母）各 5 克、酵素液 30c.c.。

做法：

萵苣切碎，番茄和鳳梨切塊，再一起放入調理機，加 250c.c.的冷開
水，打成精力湯。

小叮嚀：

＊鳳梨也可用木瓜替換。

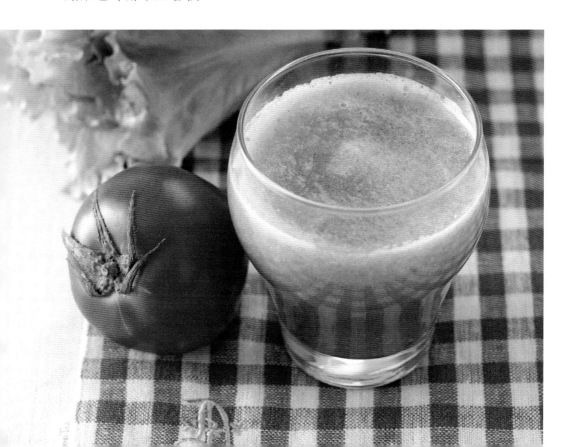

保肝五全精力湯

適用病症：

肝炎、肝硬化、調降 GOT

材料：

綠豆芽 1 小碗（約 50 克）、胡
蘿蔔 150 克、香蕉 1 條、腰果
10 克、三寶（大豆卵磷脂、小
麥胚芽、啤酒酵母）各 5 克、酵
素液 30c.c.

做法：

1. 綠豆芽洗淨，胡蘿蔔洗淨切
   塊，香蕉去皮切段。

2. 腰果洗淨後用滾水燙過滅菌。

3. 上述材料放入調理機，加冷
   （溫）開水 300c.c.及酵素
   液，全部打勻即可飲用。

用法： 喝三天停一天。

小叮嚀：

* 尿蛋白異常、尿素氮異常、肌
  酸酐異常、尿毒症、洗腎、腎
  功能不全、腎癌、高尿酸血症、
  腎結石、紅斑性狼瘡、痛風、
  尿道結石……等的患者忌食。

* 有自體免疫性疾病（如紅斑性

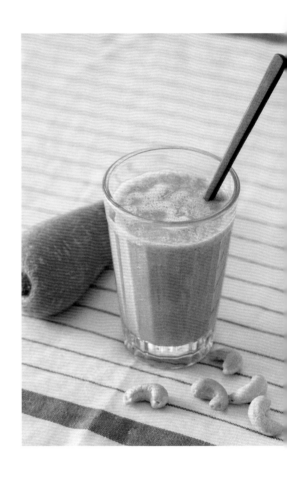

狼瘡、類風濕關節炎……）的
患者忌食。

* 芽菜可變換成其他芽菜（苜蓿
  芽、蕎麥芽、豌豆芽）。

降壓降脂五全精力湯

適用病症：高血壓、高血脂

材料（3～4人份）：

綠豆芽 1 碗（50 克）、西洋芹 2 片（約 150 克）、番茄（中粒）1 個、木瓜（小）1 個、鳳梨 1 片（約 200 克）、腰果 5 粒、麥苗粉 3 克

做法：

1. 綠豆芽洗淨、西洋芹洗淨切段、番茄洗淨切塊、木瓜去皮去籽切塊、鳳梨去皮切塊。

2. 腰果洗淨後用滾水燙過滅菌。

3. 所有材料洗淨後，放入調理機，加冷（溫）開水 300c.c. 充分拌勻，即可趁鮮飲用。

用法：喝三天停一天。

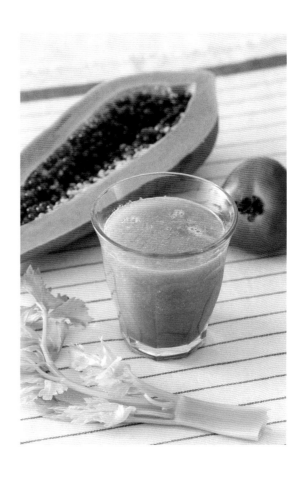

小叮嚀：

* 有尿蛋白異常、尿素氮異常、肌酸酐異常、尿毒症、洗腎、腎功能不全、腎癌、高尿酸血症、腎結石、紅斑性狼瘡、痛風、尿道結石……等患者忌食。

* 有自體免疫性疾病（如紅斑性狼瘡、類風濕關節炎……等患者忌食。

* 胃腸潰瘍患者忌食。

* 芽菜可變換成其他芽菜（苜蓿芽、蕎麥芽、豌豆芽）。

逆齡五全精力湯

適用病症：養顏美容、老化

材料（3～4人份）：

A 料：苜蓿芽 1 碗（約 50 克）、有機萵苣 2 碗（約 100）、鳳梨 1 片（150 克）、香蕉 1 條、腰果 10 克、松子 15 克

B 料：酵素液 30c.c.

做法：

1. 將 A 料洗淨，鳳梨與香蕉去皮。

2. 所有材料連同酵素液」放入調理機，酌加冷（溫）開水 300c.c.充分拌勻後，即可趁鮮飲用。

用法：喝三天停一天

小叮嚀：

* 有尿蛋白異常、尿素氮異常、肌酸酐異常、尿毒症、洗腎、腎功能不全、腎癌、高尿酸血症、腎結石、痛風或尿道結石的患者忌食。

* 有自體免疫性疾病（如紅斑性狼瘡、類風濕關節炎……等）的患者忌食。

* 芽菜可變換成其他芽菜（苜蓿芽、蕎麥芽、豌豆芽）。

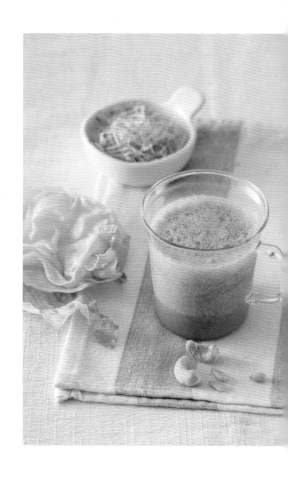

增強免疫力精力湯

適用病症：增強免疫力

材料：

綠豆芽 1 碗、萵苣 2 碗、番茄 1
個、香蕉 1 條、奇異果 1 個、三
寶粉（大豆卵磷脂、小麥胚芽、
啤酒酵母）各 5 克、海帶芽（乾
品）1 小匙（約 0.5 克）、腰果
5 粒、冷開水 200～300c.c.。

做法：

1. 將所有食材洗淨，香蕉去
皮、切丁，奇異果去皮、切丁，
海帶芽、腰果沸水泡軟。

2. 將全部食材加冷開水，用調理
機攪拌均勻，現做現喝。

用法：喝三天停一天。

小叮嚀：

* 有尿蛋白異常、尿素氮異常、
　肌酸酐異常、尿毒症、洗腎、
　腎功能不全、腎癌、高尿酸血
　症、腎結石、紅斑性狼瘡、痛
　風或尿道結石的患者忌食。

* 甲狀腺結節與甲狀腺機能亢進、
　甲狀腺癌患者，海帶芽忌食。

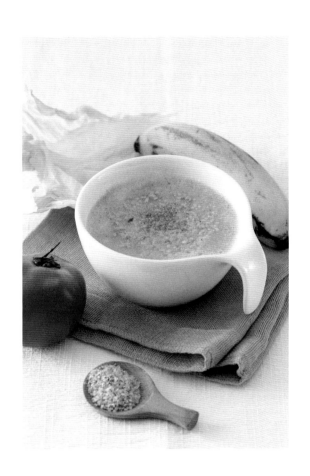

* 腰果 5 粒亦可用松子 20～30
　粒代替。

* 芽菜可變換成其他芽菜（苜蓿
　芽、蕎麥芽、豌豆芽）。

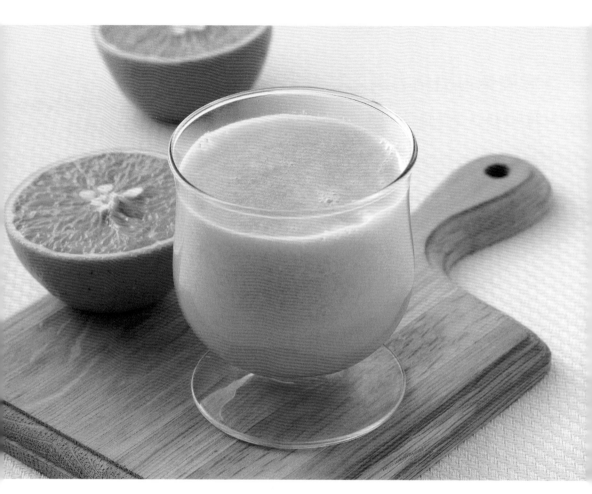

柳橙汁

適用病症：

改善抵抗力下降、常感冒

材料：柳橙 3～4 個

做法：

1.柳橙洗淨後去皮切塊。

2.用「分離式榨汁機」榨出原汁（約 300c.c.），要趁鮮飲用。

用法：喝二天停一天。

左手香柳橙汁

適用病症：

降火消炎、改善發燒、喉嚨痛

材料：

左手香（新鮮的藥草）5 片葉，約 20～30 克、柳橙（大粒）2 個

做法：

1. 柳橙洗淨後去皮切塊，榨出原汁。

2. 左手香洗淨後加入柳橙汁，一起放進調理機，充分拌勻後，趁鮮飲用。

用法：喝二天停一天。

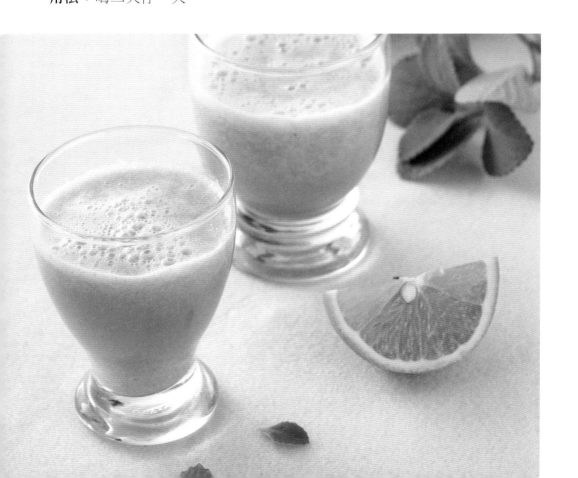

山竹紫蘇梅汁

適用病症：對腹瀉者特別有益

材料：

山竹 3 個、紫蘇梅汁 30c.c.、紫蘇梅粒 3 個、生薑 2 片

做法：

山竹去皮、去籽，紫蘇梅去核，全部材料放入調理機中，加 200c.c. 溫開水，拌勻後即刻飲用。

魚腥草蘋果汁

適用病症：對中耳炎特別有益

材料：

魚腥草生葉 30 克、蘋果 1 個

做法：

魚腥草洗淨，蘋果去皮去核切塊，二者放入調理機中，加 200c.c.冷開水，拌勻即可趁鮮飲用。

卵磷脂薯果汁

適用病症：

有助於改善心腦血管疾病

材料：

馬鈴薯（不可長芽，不可表皮變綠）2 個（約 350 克）、蘋果 1 個（約 150 克）、大豆卵磷脂 5 克

做法：

1. 將馬鈴薯洗淨挖掉表皮上的芽眼，連皮切塊。
2. 蘋果去皮去核切塊。
3. 將兩者用「分離式榨汁機」榨出原汁，沉澱 3 分鐘後，倒出清汁。
4. 加入大豆卵磷脂拌勻，要趁鮮飲用。

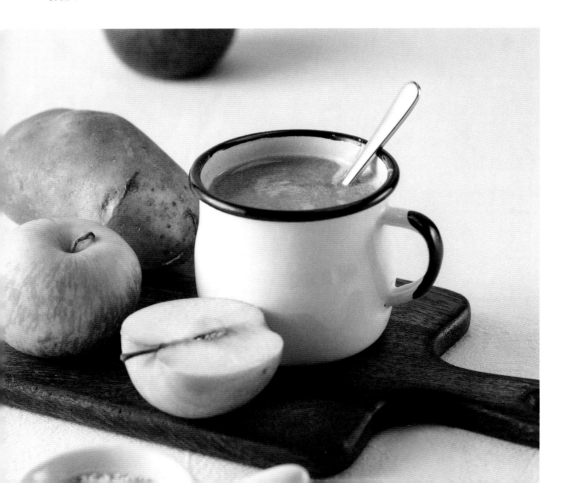

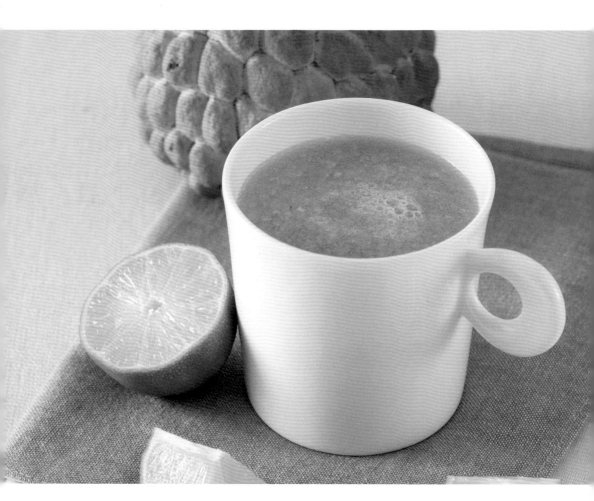

釋迦止瀉果汁

適用病症：

有助於改善腹瀉、稀便

材料：

青蘋果 1 個、釋迦 1 個、檸檬汁 5c.c.

做法：

青蘋果去皮、去核、切丁，釋迦去籽取果肉，全部材料放入調理機中，加 100c.c.溫開水，拌勻後要趁鮮飲用。

高鉀果菜汁

適用病症：

建議尿酸高、痛風患者常喝

材料：

胡蘿蔔 250 克、西洋芹 100 克、蘋果 1 個（150 克）

做法：

1. 蘋果削皮去核切塊。

2. 胡蘿蔔洗淨切塊，西洋芹洗淨切段。

3. 所有材料用「分離式榨汁機」榨出原汁，充分拌勻即可飲用。

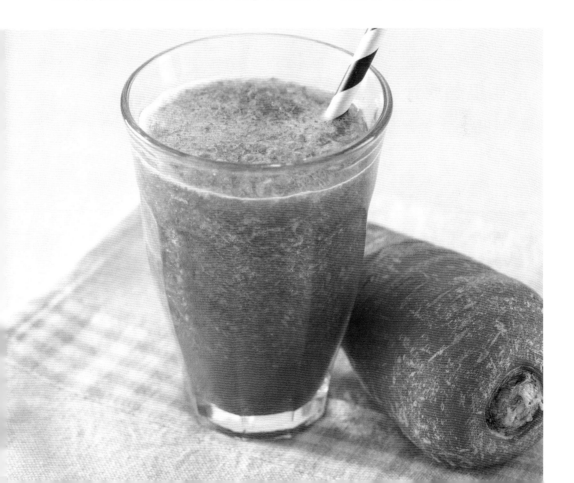

蘋果泥

適用病症：

有助於改善腹瀉、嘔吐與消化不良

材料：

蘋果 1 個、冷開水 100c.c.

做法：

1. 蘋果洗淨、去皮去核，切小塊。

2. 放入調理機，加冷開水攪打成泥狀，要趁鮮吃。

黃瓜蘋果汁

適用病症： 適合腎炎患者

材料：

大黃瓜 1/2 條（或小黃瓜 2 條）、蘋果 1 個

做法：

將材料洗淨後，切塊用「分離式榨汁機」榨出原汁，趁新鮮飲用。

用法：

建議每回飲用量 100～300c.c.，若有水腫不宜多喝。

檸檬水

適用病症：

有助於改善高尿酸、痛風、腎結石、膽結石

材料：

檸檬 1 個、冷開水 500c.c.

做法：

檸檬榨汁後，加入冷開水，趁新鮮飲用。

用法： 喝三天停一天。

小叮嚀：

* 沒有糖尿病或癌症的人，酌量加入蜂蜜或黑糖，可讓風味更佳。

* 有胃酸過多、胃痛或胃腸潰瘍的患者禁食。

排毒水

適用病症：

對癌症患者特別有益

材料：

檸檬 1 個、糖蜜（甜度低的）
15c.c.、麥苗粉 10 克。

做法：

檸檬擠汁後，加入糖蜜、麥苗
粉、冷開水 300～500c.c.調勻，
即可飲用。

小叮嚀：

＊有尿蛋白異常、尿素氮異常、
　肌酸酐異常、尿毒症、洗腎、腎
　功能不全或腎癌者的患者忌喝。

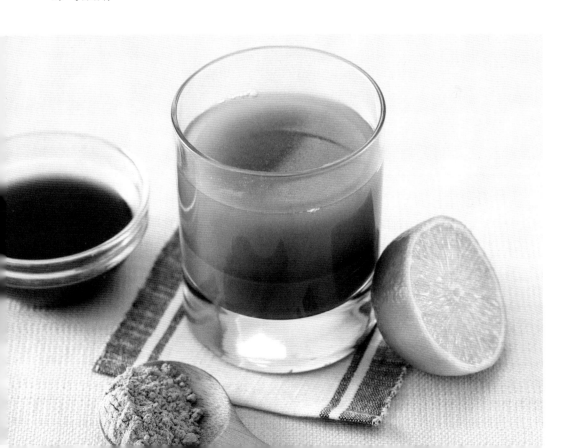

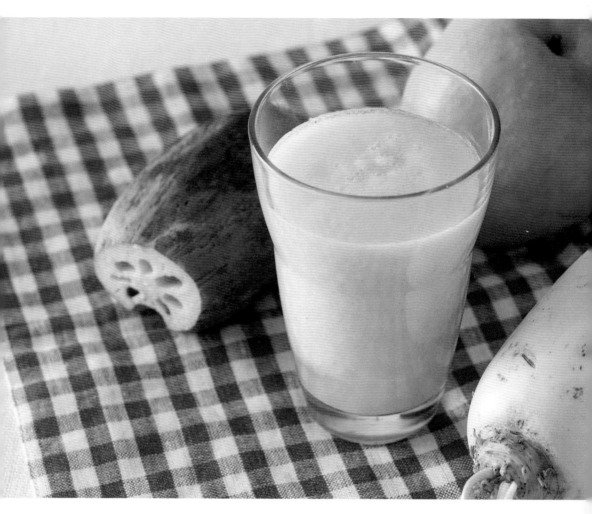

甲亢汁

適用病症：

有助於改善甲狀腺亢進

材料：

水梨 1 個、蓮藕 1 節、甘蔗 1 節、荸薺 15 個、白蘿蔔 1 小條

做法：

所有材料都洗淨去皮切塊，用「分離式榨汁機」榨出原汁，要立即飲用。

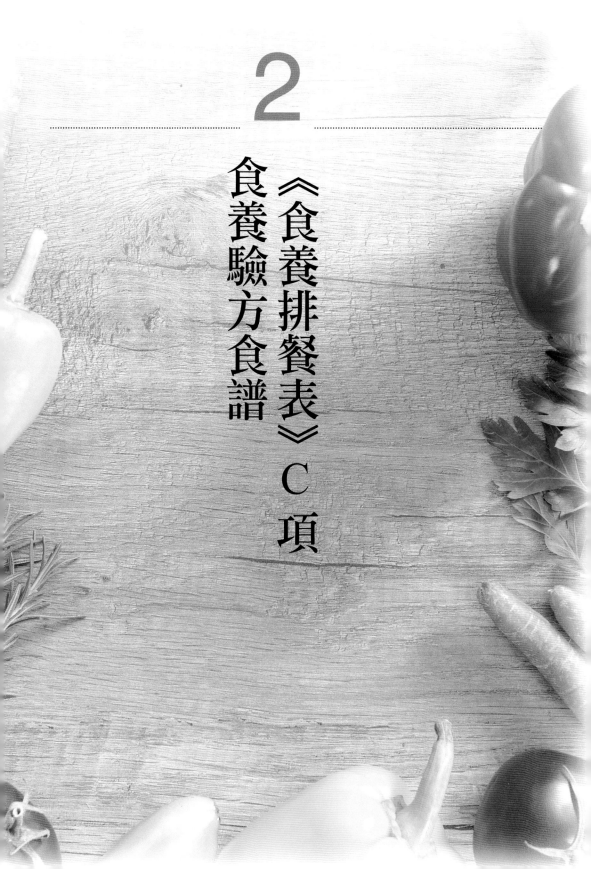

2

《食養排餐表》C項食養驗方食譜

　　C 項驗方是針對各種疾病加強的項目，有些內容與 A 項茶飲有些類似，在食養排餐表中有時是可以互換的。體質偏寒的人，若因疾病所需必須吃較寒涼的驗方時，可搭配糙米茶來中和寒性。

綠汁食譜

喝綠汁至少喝三天停一天

　　這些綠色的青草汁具有藥性，不宜天天喝，除了各種綠汁要交替飲用以外，也一定至少要喝三天、停一天，才不會造成肝、腎的負擔。如果喝兩天停一天、喝一天停一天也是可行的。

明日葉柳橙汁

適用病症：有助於改善帶狀疱疹
材料：新鮮明日葉 50 克、柳橙 3 個（約 450 克）
做法：
1. 明日葉洗淨後切碎，柳橙洗淨後去皮、榨汁。
2. 兩者加入調理機一起打，再濾渣後即可飲用。

牧草原汁

適用病症：身體長有異常組織者

材料：

牧草（新鮮的根、莖、葉）150 克

做法：

將牧草洗淨瀝乾，以「專用榨汁機」榨出原汁，約 70～100c.c.，宜現榨現喝。

用法：喝三天停一天。

明日葉原汁

適用病症：身體長有異常組織者

材料：

明日葉（鮮品，包含根、莖、葉）200 克

做法：

明日葉洗淨，以「專用榨汁機」榨出原汁，約 100c.c.要立即飲用。

用法：喝三天停一天。

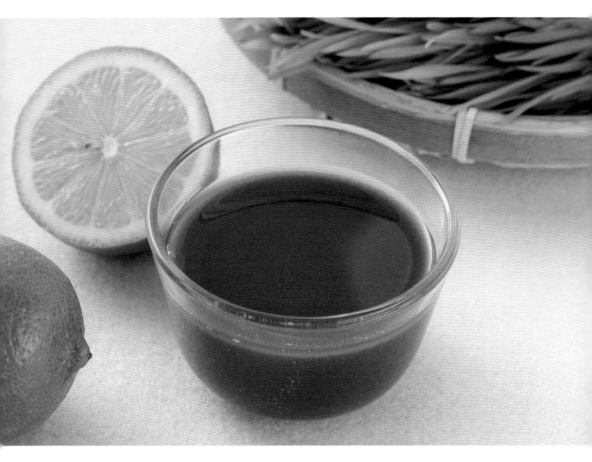

小麥草汁

適用病症：

抑制腫瘤生長、防病抗癌

材料：

小麥草 80 克、檸檬 1/2 個

做法：

1. 小麥草洗淨，用專用的「小麥草榨汁機」榨取原汁約 30～50c.c.。

2. 檸檬榨出原汁，取 5～10c.c.。

3. 小麥草與檸檬汁二者混合，要即刻飲用，隨後吃「柳橙」一個，以免反胃。

用法：

喝三天停一天或喝六天停一天。

小麥草蘋果汁

適用病症：

有助於改善自體免疫性疾病

材料：

小麥草 80 克、蘋果 1 個

做法：

1. 小麥草洗淨，用專用的「小麥草榨汁機」榨取原汁。

2. 蘋果洗淨去皮切塊，用「分離式榨汁機」榨取原汁，蘋果汁和小麥
   草汁一起混合拌勻，趁鮮飲用。

用法：喝三天停一天或喝六天停一天。

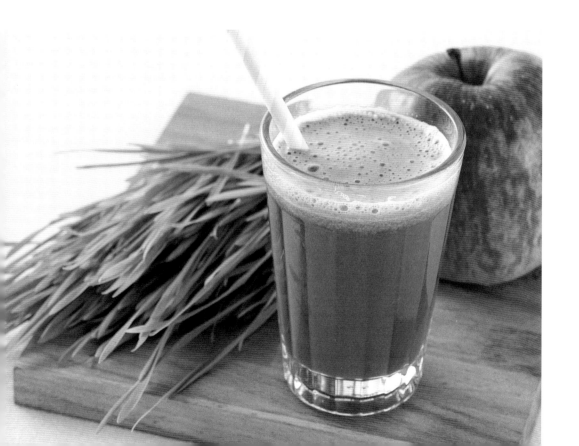

特效驗方、點心食譜

木瓜香蕉優酪乳

適用病症：

腹瀉、改善便秘、失眠、腸胃不
適、抽筋

材料：

木瓜 150 克、香蕉 1 小條、原
味優酪乳 200c.c.

做法：

1. 木瓜去皮去籽切小塊，香蕉剝
   去外皮，切段。

2. 與優酪乳一起放入調理機充分
   拌勻，即可趁鮮飲用。

用法： 喝一天停一天。

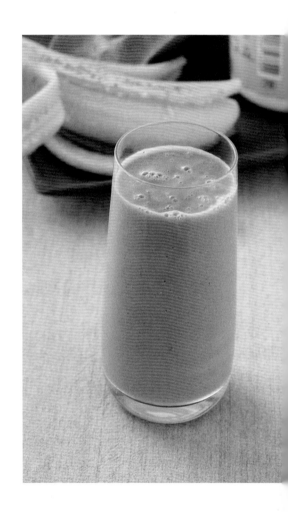

補血優酪乳

適用病症：

孕婦、低血壓、骨質疏鬆、補血

材料：

黑芝麻粉 3 克、枸杞 15 克、糖蜜 10c.c.、紅糖 5 克、優酪乳 250c.c.、葡萄 10 粒。

做法：

1. 葡萄洗淨、去皮。

2. 除了葡萄外，其餘的材料放入調理機中，攪拌均勻，再加入已去皮的葡萄，便可食用。

用法： 喝三天停一天。

小叮嚀：

* 黑芝麻粉是經炒熟再磨成粉，比較燥熱。熱性體質者，可改用生的黑芝麻粒，但必須先將生芝麻洗淨（用濾網洗較容易）。然後泡入溫開水約 20 分鐘，再用調理機將黑芝麻與約 150～200c.c.的溫開水一同打碎。

* 有尿蛋白異常、尿素氮異常、肌酸酐異常、尿毒症、洗腎、

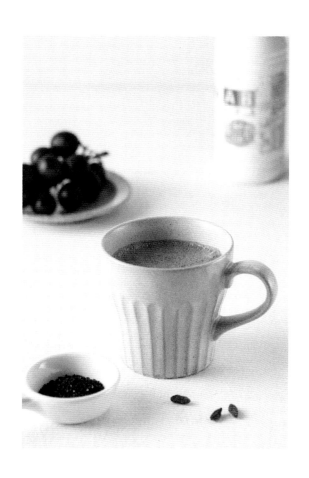

腎功能不全、腎癌、尿酸高、痛風或胃酸過多的患者忌食。

卵油

適用病症：

鼻炎、胃炎、心臟疾病、感冒、失眠、貧血、更年期障礙

材料：有機雞蛋 10～20 個

做法：

1. 單取蛋黃放入鍋中，用鏟子將蛋黃切破但不打散，不需添加其他東西。

2. 以慢火煎 20～30 分鐘，待水分消失、生出黃色油泡，此時轉大火將油渣分離，約 10 分鐘後瀝油、冷卻，再裝入容器中備用。

小叮嚀：

* 一天吃 1c.c.即可。建議製作時以木製或竹製鍋鏟翻炒，較不會破壞營養素。

回春水

適用病症：

免疫力不佳、改善消化不良、腹脹、便祕、排毒與美容養顏，45 歲後日常保養

材料：小麥草種子 100 克

器材：發芽器皿

做法：

1. 將篩選過的小麥草種子，用水蓋過，泡 6～8 個小時，將水倒掉、瀝乾，再放入透氣容器中，用乾淨濕布蓋住。

2. 每 4 小時浸水一次，待第 4 天小麥芽長至 0.2～0.5 公分，再用 500c.c.純淨水浸泡小麥芽 24 小時倒出，這就是安・威格摩爾（Dr. Ann Wigmore）推行的回春水。

酵素稀釋液

適用病症：

肥胖、恢復代謝機能、抗癌、提升免疫力

材料：酵素 30c.c.

做法：

酵素加入溫（冷）開水 300c.c.，調勻即可飲用。

用法：喝三天停一天。

小叮嚀：

＊液體的蔬果酵素均可。

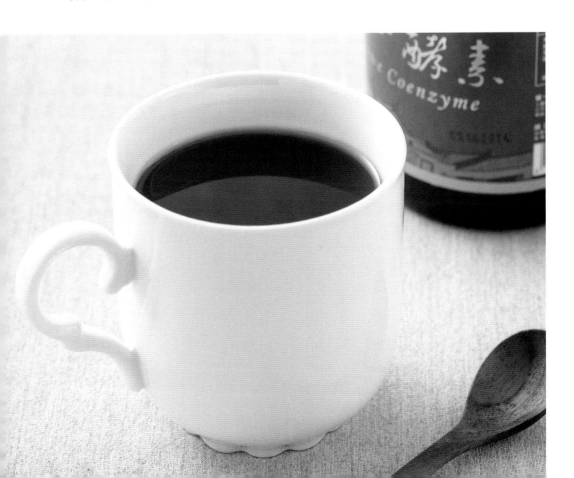

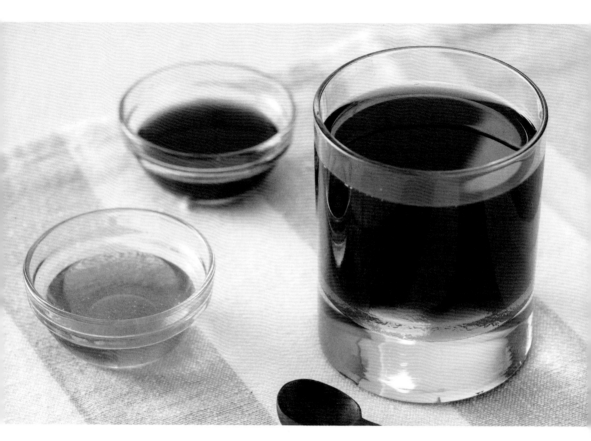

潤腸茶

適用病症：免疫力不佳、便秘

材料：

酵素 20c.c.、健康醋 10c.c.、寡糖 10c.c.、蜂蜜 10 克

做法：

1. 將所有材料，加溫開水 300c.c.，調勻即可飲用。

用法：喝三天停一天。

小叮嚀：

* 健康醋是指鳳梨醋、蘋果醋、檸檬醋……等。

* 有尿蛋白異常、尿素氮異常、肌酸酐異常、尿毒症、洗腎、腎功能不全、腎癌、糖尿病、癌症、胃酸過多、腹瀉的下痢者的患者禁食。

洋蔥紅葡萄酒

適用病症：

失眠、促進血液循環、視力減退

材料：

洋蔥 1 個、紅葡萄酒 500c.c.、
密封玻璃罐 1 個

做法：

1. 洋蔥去皮，以冷開水沖洗乾
   淨，瀝乾後切小瓣。玻璃罐洗
   淨，加入沸水殺菌後瀝乾。
2. 倒入葡萄酒與洋蔥片、封蓋，
   放置陰涼處 3 天後即可飲用。

用法： 喝三天停一天。白天也可
飲用，但晚上喝的效果最好。

小叮嚀：

* 不敢喝酒者，可加溫開水
  150c.c.稀釋。
* 有尿蛋白異常、尿素氮異常、
  肌酸酐異常、尿毒症、洗腎、
  腎功能不全、腎癌或甲狀腺亢
  進者的患者禁食。

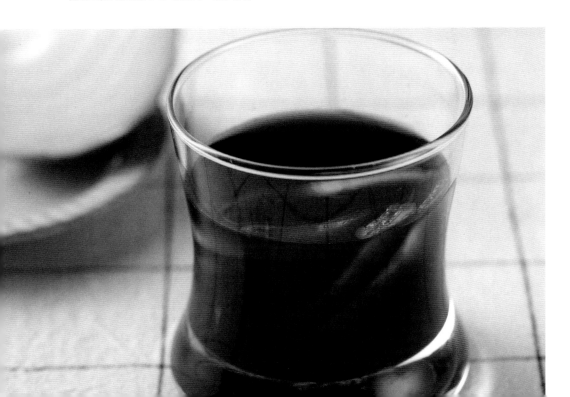

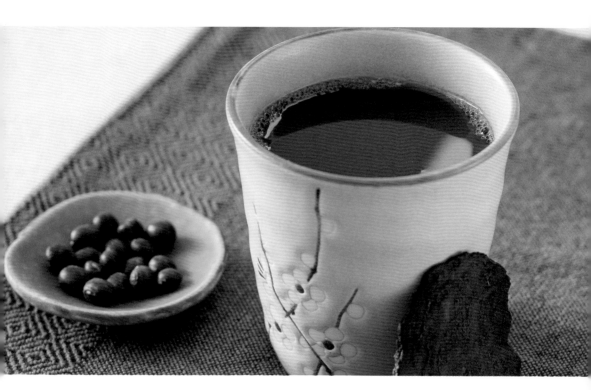

何首烏黑豆

適用病症：

禿頭、掉髮、改善髮質

材料：

黑豆 500 克、枸杞子 60 克、何首烏 30 克、核桃 12 粒、水 1000c.c.

做法：

1. 將何首烏、枸杞子、水入鍋合煮。

2. 大火煮滾後以小火續煮 30 分鐘，再濾渣取湯。

3. 薑湯汁加入洗淨的黑豆，及切碎的核桃，以小火慢熬到湯汁收乾為止。

4. 將黑豆、核桃裝在乾燥的瓶子裡，放入冰箱冷藏。

用法：

1. 每天早、晚空腹時各吃 50 顆左右。

2. 吃兩天停一天，不要天天吃，以免尿酸過高。連吃 4 個月可見效。

五穀黑芝麻奶

適用病症：骨質疏鬆症

材料：

五穀米 80 克、黑芝麻粒 5 克、
腰果 5 粒、滾水 1500c.c.

做法：

1. 將材料洗淨後，放滾水浸泡
   30 分鐘。
2. 泡軟後放入調理機打成米漿。
3. 把米漿放入電鍋蒸熟。

小叮嚀：

＊這道飲品鈣質豐富、有飽足
　感，可當成兩餐間的點心。

＊此道飲品熱量較高，怕胖者可去
　掉腰果，或改喝山藥芝麻豆奶。

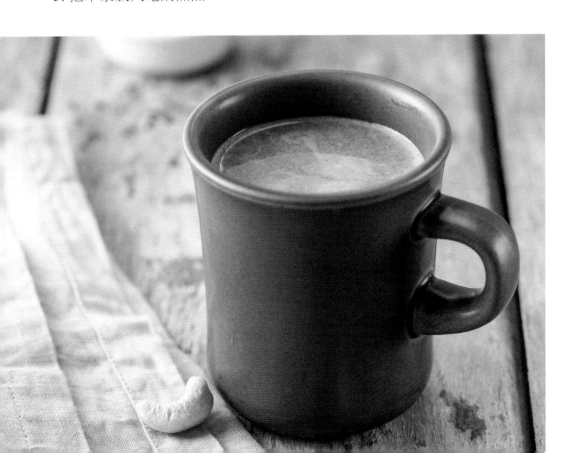

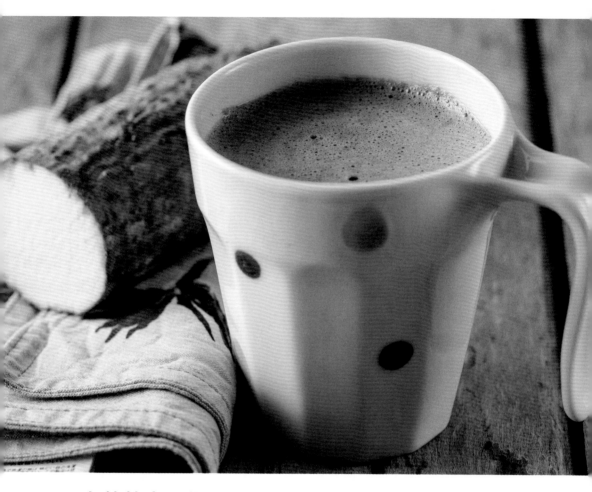

山藥芝麻豆奶

適用病症：骨質疏鬆症

材料：

山藥 100 克、黑芝麻 5 克、豆漿粉 50 克

做法：

1. 山藥去皮切丁，蒸熟備用。

2. 豆漿粉 50 克，加沸水 200c.c. 調勻。

3. 三者一起用調理機打成泥，即可食用。

蜂膠水

適用病症：

增強血管張力、降低膽固醇、減少血栓形成、解肝毒、消炎、消腫、抗菌、開放性肺結核病

材料：

蜂膠 10 滴、溫（熱）開水 200c.c.

做法：

蜂膠滴於溫熱的開水，待 3 分鐘後才喝。

用法：喝三天停一天。

小叮嚀：

＊蜂膠能強力滅菌，被譽為「天然的抗生素」，特別有助於身體的解毒與排毒。

柿子蜂蜜膏

適用病症：甲狀腺亢進

材料：柿子 600 克、蜂蜜 200 克

器材：乾燥的空瓶子

做法：

1. 青柿子去皮洗淨，用「分離式榨汁機」榨出原汁。

2. 將青柿子汁倒入鍋內熬煮成膏狀，再加入與膏等量的蜂蜜，繼續煎至黏稠狀。

3. 呈黏稠狀之後即可熄火，放涼之後即可裝瓶。

用法：

早、晚各吃 15c.c.，以溫開水服用。

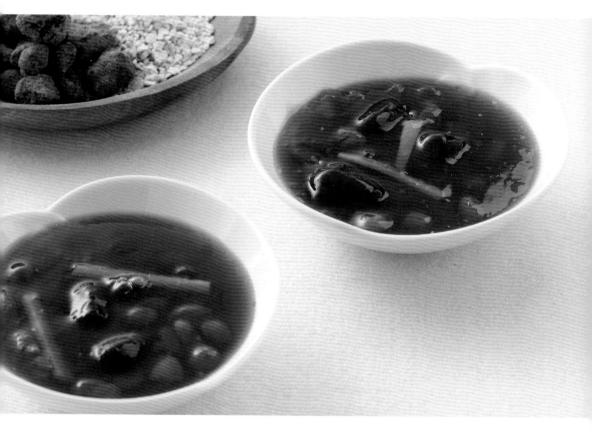

止咳蓮藕羹

適用病症：

潤肺、化痰、改善咳嗽

材料：

紅棗 10 粒、枸杞 30 粒、生薑 2 片、紅糖 20 克、純正蓮藕粉 30 克

做法：

1. 紅棗、枸杞要洗淨備用，紅棗切開留籽。

2. 將紅棗、枸杞、生薑、紅糖加水 600c.c.入鍋合煮，大火煮沸，小火再煮 20 分鐘。

3. 藕粉加 100c.c.冷開水調勻後，趁熱入鍋勾芡，煮熟後要趁熱進食。

用法：

治咳嗽要見效，白天要吃 2 次、睡前 1 次；喝六天停一天。

紅豆薏仁大棗粥

適用病症：月事不順

材料：

紅豆 50 克、薏仁（大粒的）50 克、紅棗 20 粒（切開去籽）、水約 3 碗

做法：

將紅豆、薏仁和紅棗加水，用電鍋蒸煮到熟爛，便可趁熱進食。

小叮嚀：

* 這道粥品平日就可作為三餐或點心。

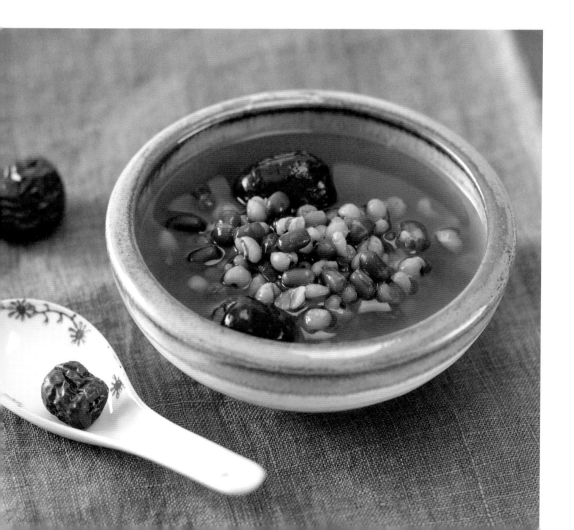

絲瓜粉

適用病症：五十肩

材料：絲瓜 1 個

做法：

1. 絲瓜洗淨之後切薄片，放在太陽下自然曬乾。

2. 絲瓜片曬乾後，以石磨或調理機磨成細粉。

3. 磨好的絲瓜粉放在冰箱冷藏保存。

用法：

1. 飯前半小時，以 100c.c.左右的開水，沖泡 4 克的絲瓜粉喝下去。

2. 一天喝 3 次，也就是一天會喝掉 12 克左右的絲瓜粉。

小叮嚀：

* 如果家中沒有磨粉工具，也可請中藥行磨粉。

* 絲瓜粉可放在冰箱保存半年，半年後，絲瓜粉不新鮮了就會失效，要丟棄。

綜合蔬菜泥

適用病症：白斑症

材料：

任選 8～10 種蔬菜 1 碗、水 1 碗、黑芝麻粉 5 克、糖蜜 20c.c.

做法：

1. 材料洗淨後，與等比例的水一起入鍋煮沸，轉小火續煮 5 分鐘至熟。

2. 菜料與菜湯放入調理機，再加黑芝麻粉和糖蜜、攪拌均勻，當作點心分次食用。

小叮嚀：

* 體質寒涼者，打泥時可加薑 1 片。

水果醋飲

適用病症：

改善便祕、高血壓、高血脂、防血栓、開胃助消化

材料： 水果醋 15c.c.

做法：

1. 水果醋加溫（冷）開水 300c.c.，調勻即可飲用。

2. 每天 1～2 杯稀釋醋，於飯後食用較佳。

用法： 喝一天停一天。

小叮嚀：

＊ 最好自釀天然水果醋，市售水果醋往往加入大量的糖，長期喝下去，肥胖機會大增，反而不利。

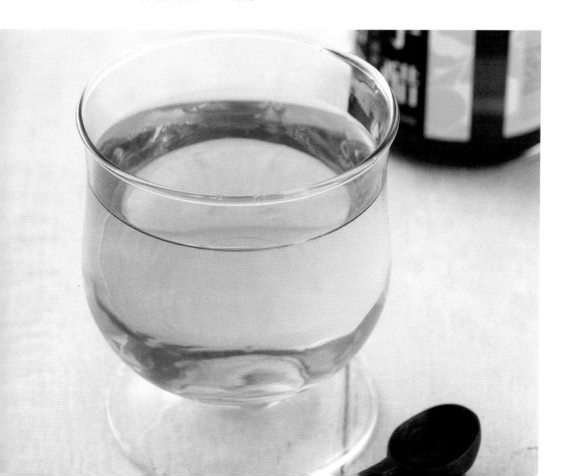

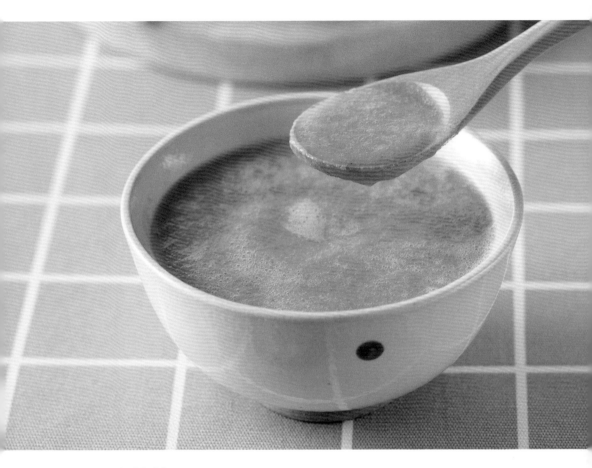

平喘蔬菜泥

適用病症：氣喘

材料：

胡蘿蔔 1/4 條（約 50 克）、高麗菜 2 片葉（約 50 克）、馬鈴薯 1 個（約 160 克）、洋葱 1/4 個（約 50 克）、香菇（乾品）2 朵、地瓜 1/4 條（約 50 克）、生薑 1 片

做法：

1. 胡蘿蔔、馬鈴薯、地瓜、洋葱洗淨去皮切丁，高麗菜、香菇洗淨切碎。

2. 所有材料放入鍋內，加 1250c.c. 水合煮，滾後轉小火續煮 20 分鐘待涼，再倒入調理機中，攪打成泥狀，吃時一定要先加熱。

南瓜蔬菜泥

適用病症：

降血壓、預防動脈硬化、改善心血管疾病、提升免疫力、增強自癒力

材料：

南瓜（連皮去籽）250 克、小黃瓜 1 條、西洋芹 2 片、胡蘿蔔 1 塊（約 6 公分長）、小白菜 3～5 葉、海帶一段（約 6 公分長）、香菇 3～5 朵、豆腐 150 克、水與食材等比例

做法：

1. 全部材料洗淨後，與水一起入鍋煮沸，轉小火續煮 5～10 分鐘至熟透。

2. 起鍋後，用調理機攪拌成濃湯狀，趁新鮮飲用。

用法：喝六天停一天。

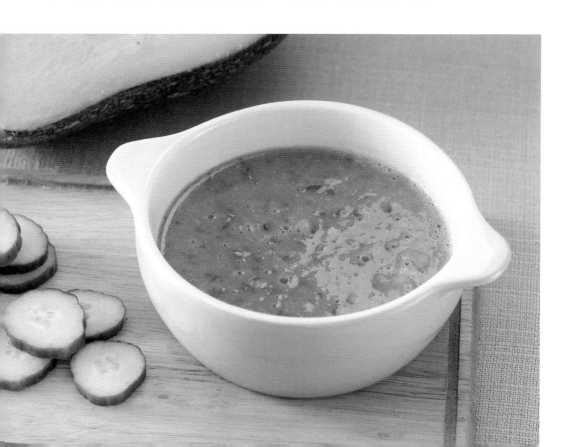

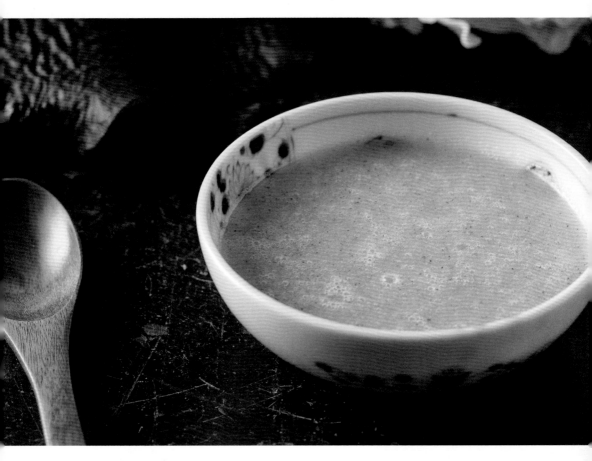

低鉀蔬菜泥

適用病症：

改善腎功能不全、尿毒症、腎炎

材料：

大黃瓜 50 克、高麗菜 2 葉、黑木
耳 2 朵、白蘿蔔 50 克、大白菜 2
葉

做法：

1. 將大黃瓜、白蘿蔔去皮切塊，

黑木耳泡軟，高麗菜、大白菜
洗淨切小段。

2. 所有材料加水 2～3 倍，大火
滾後轉小火續煮 20 分鐘，煮
熟的菜料與菜湯用調理機拌勻
即可，要溫熱食用。

用法：喝六天停一天。

黑髮蔬菜泥

適用病症：白髮

材料：

食材→胡蘿蔔 1 段（約 6 公分）、菠菜菜葉 2 片、洋蔥 1/6 個、馬鈴薯 1 個、西洋芹 2 片、黑豆 100 克、海帶 6 公分長、黑木耳 2 朵。

藥材→熟地 15 克、何首烏 30 克、黑棗 10 粒（去籽）

做法：

1. 以上材料洗淨切碎，加上 2～3 倍的水；先以大火煮滾，再小火續煮 20 分鐘。

2. 將煮熟的菜湯放涼，把湯跟材料用調理機打成泥狀。

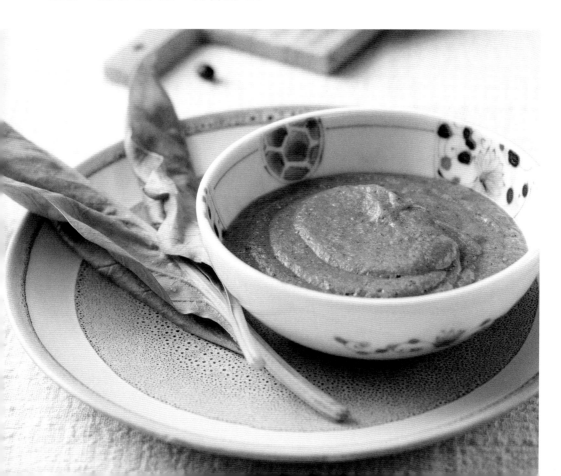

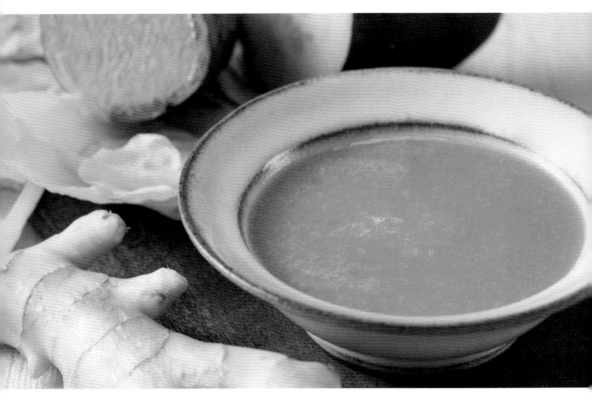

通便蔬菜泥

適用病症：便秘、調整酵素體質

材料：

紅蘿蔔 2 截（每截約長 3 公分）、西洋芹 2 片、大黃瓜和地瓜各 1 截（每截約 3 公分）、海帶 1 段（約 6 公分長）、大白菜和高麗菜各取 1 片葉子。馬鈴薯（中型）1 個。香菇 2 朵。

做法：

以上材料洗淨後，以一份蔬菜對兩份水的比例，煮滾後再熬煮 20 分鐘，然後用調理機將材料與湯一起攪拌成泥。

小叮嚀：

* 此道蔬菜泥可當作三餐的配湯，或兩餐之間的點心。

* 體質寒涼者，打成泥時可加薑 1 或 2 片。

* 腎臟有問題者、剛做完化療者，或白血球低於 4000 者禁食

各項保健品推薦

綠藻

綠藻（Chlorella）是一種浮游植物，是地球上生長最久也數量極多的植物之一，早在三十幾億年前就生長在地球上，具有驚人的繁殖力與生命力，如果在陽光與養份豐富的環境下，綠藻可以在一日之內完成一次以上的細胞分裂，產生四個新細胞，且每一個新細胞又有足夠養份和能量獨立生長，生生不息地繼續細胞分裂。

它的細胞大小約只有 2～8 微米，細胞非常微小，無法直接用肉眼觀察，必須藉由高倍的顯微鏡才可以看見，它的細胞與人體的紅血球體積相似，因此又被稱為「綠血球」。

綠藻是一種鹼性食物，含有豐富的葉綠素，和人類的血紅素構造相似，又含有多種寶貴的成份，如：維生素 A、B_1、B_2、B_6、B_{12}、C、E、胡蘿蔔素、菸鹼酸、泛酸、葉酸、生物素、鈣、鉻、鉀、硒、磷、碘、鎂、鐵、鋅、銅、葉綠素（約 3%）、蛋白質（約 60%）、水份、纖維、脂肪、醣質，這些都是製造血球和細胞之基本物質，有補血、清理和正常化生理的功能，其中蛋白質的含量亦十分豐富，是植物性蛋白的最佳來源。

綠藻一般產於淡水，常在有機質較豐富的水體中，有時在潮濕土壤、岩石、樹幹上也能發現它的蹤跡。第一次大戰結束後，德國哥庭根大學林納德教授，為解決糧荒而開始研究天然綠藻糧食化的培養實

驗，二次大戰之後，以美國、德國為主的光合成學者也相繼投入綠藻的研究，之後便開始大量人工培養綠藻並製成食品銷售。目前，綠藻是極受歡迎的綠色食品，選購綠藻一定要注意品質來源，綠藻培養的水源如果遭到重金屬污染，再萃取成食品，如同致癌物具有毒性。

綠藻的功效

幫助免疫系統發揮正常功能

綠藻的細胞壁含「多醣體」，可以引發人體產生「干擾素」（Interferon）。「干擾素」可明顯地增加體內吞噬細胞，吞掉外來細菌和致病物質，具有抗癌的效果。綠藻內的「綠藻成長素」（Chlorella growth factor）可刺激「T 細胞」，從而提高人體免疫能力，特別是對抗病毒的能力。

清理並排除毒素

綠藻可以明顯地把積聚在人體裡面的毒素，如：水銀、鎘、鋁、鉛、砷等致癌或致病物排出體外。

保健養顏

綠藻含有豐富的天然「脫氧核糖核酸」（DNA）和「核糖核酸」（RNA），能幫助體內的基因修補、治療，也可以協助細胞促進新陳代謝，具有抗衰老的作用，亦是維持健康和養顏相當理想的健康食品。

綠藻可以調節酸鹼體質

現代人食用過多葷食造成血液黏稠增加，身體偏向容易生病的酸性體質，產生組織器官功能衰退、疲勞、抵抗力減弱等毛病，導致血液循環與養份的供應不正常，綠藻因為是鹼性食品，能中和酸性體質，而起到調節酸鹼體質的作用。

藍藻

　　藍藻（Spirulina）因為能行光合作用長年被誤認為是藻類，其實藍藻是「藍菌門」，是一種菌（cyanobacteria）。地球上生命的起源來自海洋，生命的第一道食物是苔、藻類。藍藻是最原始的古生物之一，至今存在地球已有 35 億年，藍藻的繁殖力很強，光合作用比一般植物要強過數十倍，細胞比綠藻大約 100 倍，是以分裂方式進行增殖。藍藻的細胞壁非常薄弱，很容易被胃酸消化後吸收，吸收率高達 90%以上。

　　藍藻含有大量的蛋白質，而且是「完全蛋白質」，是人體所必需的，加上消化吸收率高達九成以上，是人體蛋白質的理想寶庫，特有的「藻膽蛋白」，能夠提高淋巴細胞活性，增強人體免疫力，比攝取魚肉蛋奶的葷食好多了。也因為藍藻是在鹹水生長，海洋匯集四面八方的雨水河流，含有大量的營養鹽，所以藍藻的礦物質也較陸地植物多。購買藍藻最需注意生產來源，小心重金屬污染的問題。

藍藻的功效

改善腸胃道機能

　　藍藻裡的兩種主成份，「膳食纖維」和「蛋白質」，對人體消化吸收的機能有相當大的幫助。藍藻大概有 8～12%的膳食纖維，水溶性膳食纖維和非水溶性膳食纖維的比率相當，因此服用藍藻能夠增加腸道有益菌、減少腸道有害菌。

改善體質

　　藍藻是鹼性食物中「鹼性系數」最高的，可以改善酸性體質。酸性體質是所有慢性病的來源。

抗老化

藍藻的「β-胡蘿蔔素」在人體內能夠轉換為「維他命 A」，在細胞癌化以前使其恢復正常。它具有去除體內有害物質「自由基」，且作用於「淋巴球」，促進免疫力活性化，故能抑制癌症。

防止高血壓、降低膽固醇

內含的「葉綠素」可降低血中膽固醇，清除脂肪而改善病情，進而防止動脈硬化，腦溢血等。

改善糖尿病

富含維他命 B 群，有助於改善糖尿病。維他命 B_2 使脂肪燃燒消除肥胖，維他命 B_6 協助胰島素合成，維他命 B_2、B_6、B_{12} 對糖尿病患者常患的神經炎、神經痛似乎都有效。

綠藻與藍藻的不同

項目	綠藻	藍藻
別稱	小球藻	螺旋藻
生物分類	綠藻植物	藍菌
物種	單細胞生物（有完整的細胞核與葉綠體）	多細胞生物（不具有細胞核，葉綠體極少）
培養方法	淡水培養	鹹水培養
細胞形狀	球狀	螺旋狀
主要營養	綠藻精、核酸、多醣體、葉綠素、大量維生素與維他命 B_{12}	藍藻素、γ-亞麻酸、完全蛋白質、大量維生素與礦物質

酵素

「酵素（enzyme）」又稱「酶」，是一種類似蛋白質的膠狀物質，一切有生命的物種都有酵素的存在。酵素是維持生命運轉不息的

原動力，就好像蒸汽火車需要煤炭發動，酵素就像一種燃料，由血液和水份帶到全身。人體內酵素的多寡和年紀有關，光是唾液裡所含的酵素，老人就比年輕人少 34%，老人各方面器官衰弱，酵素又少，較容易生病。

　　酵素在人體中有 1500 多種，人體的每個部位都有酵素存在，唾液、小腸、胃壁、各器官或腺體，不斷幫助細胞新陳代謝。每一種酵素只有一種化學變化，例如分解脂肪的酵素，不能分解糖質；分解糖質的酵素，不能分解蛋白質。人體需要各種酵素，來促進活力，酵素就像是人體內複雜龐大的化學魔法師一樣。

　　一塊麵包咀嚼幾分鐘，嘴裡就有甜味，就是酵素把澱粉變成糖質。酵素就像化學魔法師，能把從牛排裡得來的氨基酸，變化成人體的肌肉，能分解血液的凝結，治療心血管疾病。

酵素的基本功能

氧化作用

　　人體呼吸及一連串的熱量產生、代謝等，就是氧化還原反應。

分解作用

　　將醣類分解為「單醣」，蛋白質分解為「氨基酸」，脂肪分解為「脂肪酸或甘油」，才能被身體所吸收利用。

新陳代謝作用

　　就是細胞的汰舊換新，分解老化壞死的細胞，製造新生細胞。

熱能作用

　　身體熱能的儲存和利用。

淨化血液作用

　　酵素能使血液保持「微鹼性」，加速組織血液中「二氧化碳」的

排出，避免紅血球堆積在一起或血小板聚集形成「血栓」。也能分解血液中的廢物及有害重金屬、化學毒物促進血液循環。

抗菌、免疫作用

能促進白血球的噬菌作用，例如唾液、鼻水、淚液中的酵素有溶菌和殺菌的效果。

分解癌細胞的保護表層

幫助免疫系統辨認癌細胞，使得癌細胞得以消滅。

酵素最佳攝取來源是「生」的食物。酵素對高熱最為敏感，攝氏50 度以上高溫就會被分解，所以各種加熱加工食品，酵素幾乎會被消滅殆盡，酵素耐冷，在冰點以上仍可保持活力，所以平常應多吃生食、生菜、水果，補充體內酵素的不足。人體進食富含酵素完整的食物，非但容易消化，且易被人體吸收利用，如果攝取失調，身體就會自動向血液或筋肉中去攝取足夠的需要量，長此以往，會使得來源枯絕，以致消化系統、生理機能發生障礙，引起身體各種疾病。

市售酵素，多來自於植物萃取，購買前建議最好要求試喝，如果酵素產品有嗆鼻味、酒氣味、明顯醋酸味或有調味料口感，則可能是劣質酵素。該怎麼選酵素？最基本的條件要有「衛生署通過核可認證」、「合法專業酵素工廠生產」，如果可以到工廠參觀，要深入了解是否加工製成階段不超過攝氏 40 度。酵素很容易變質，因此在選購前要注意包裝是否良好，液狀酵素怕光，瓶子最好用暗色瓶子盛裝，液狀酵素在開封後宜放在冰箱保存，以免變質。如果不放心市售酵素，也可以自己 DIY，但必須注意環境衛生與製作過程，以免微生物滋長反為健康帶來危機。

酵素的功效

幫助細胞活化，促進新陳代謝、防止老化、疲勞。

酵素具有細胞再生、細胞活化、解毒，血液淨化及促進新陳代謝等作用。能促進白血球的吞噬作用，同時亦能強化細胞原有功能。

強大解毒功能，保護肝臟

由土壤，大氣、海洋、食物等污染所造成的公害，會侵害到人體內，甚至逐步破壞體內各器官的正常運作。酵素能分解毒素，將廢棄有毒物質從體內排除，是保護人體最好的一道防線。

抗發炎，改善風溼

風溼症易引起關節發炎，身體活動時則會影響到關節，同時可能導致發炎部份更加惡化，酵素能抗菌，賦予細胞活性，血液淨化，充分發揮影響力。

抗癌

許多癌症的前期都是長期發炎反應，而「發炎反應」的失控來自於酵素代謝系統的失調，酵素可以抗發炎。

調整酸性體質，改善不孕

男女不孕症的原因有很多種，最大的原因就是酸性體質所造成。酸性體質會使體內的酵素難以活動，造成難產或不孕。

乳酸菌

「乳酸菌（Lactobacillus）」是西元 1857 年由巴斯德發現，直到 1878 年才由李斯特從酸牛奶中檢驗出來。由於乳酸菌能和「糖」產生發酵作用，製造出大量的乳酸。目前已知的乳酸菌菌株約有二百多種，雖然乳酸菌菌株種類不少，但較廣為應用的多限於某些菌株而

已，比較知名的有：保加利亞菌、乳酸鏈球菌，後者又分「高溫乳酸鏈球菌」、「乳酸鏈球菌」。國際酪農聯盟就曾經規定，含有「高溫乳酸鏈球菌」及「保加利亞菌」的才是真正的優酪乳。

很多人會把「乳酸菌」與「益生菌」搞混，「益生菌」的定義為「活性微生物，若餵食予宿主（動物或人類），可改善宿主腸內微生物相的平衡，並對宿主有正面的效益」，簡單來說，會對人體健康有正面的幫助的細菌，就稱為益生菌。「乳酸菌」是「益生菌」的一種，酵母菌也是「益生菌」的一員，但因乳酸菌是益生菌中重要的一群，故我們也能說「乳酸菌」就是「益生菌」的代表。

「乳酸菌」是指能代謝糖類，且產生百分之五十以上乳酸之細菌，因人類長久以來有飲用醱酵乳品的習慣，乳酸菌被認為是相當安全的一種菌種，而且是腸內有益菌的代表細菌，而我們所熟知的乳酸菌包括：乳酸桿菌（Lactobacillus）、鏈球菌（Streptococ.c.us）、念球菌（Leuconostoc）等，雖然如雙歧桿菌、比菲德氏菌以嚴格的定義來說不應稱為乳酸菌，但這兩種菌亦有安全、健康等優點，故也等同於「乳酸菌」。

乳酸菌的功能

1. 整腸健胃與殺菌，維持腸道正常功能。
2. 促使腸內菌叢平衡，益菌多於壞菌。
3. 刺激腸道蠕動，促進腸胃吸收與排便。
4. 改變過敏體質，保持免疫活性。
5. 抗癌、降低膽固醇、降血壓，增強免疫力。

煉梅

　　「煉梅（Plum）」是青梅的高濃縮食品，一般人都可以食用，可以調整酸性體質、提高新陳代謝，吃得太飽或吃了太多發酵的食物，而覺得腹脹難受的時候，只要食用幾顆的煉梅，幾分鐘內就能排除脹氣，幫助消化，得到緩解。

　　煉梅是強力的鹼性食品，有「鹼性之王」的稱號，含有大量的有機酸和兒茶酸、檸檬酸（枸橼酸）、苦杏素（杏仁苷）和鹼性的礦物質等物質，有助於牙齒骨骼正常發育、促進新陳代謝，幫助排便順暢，體內環保做得好便會有好氣色，「煉梅」另外還有養顏美容功效，可以常保青春永駐。煉梅還有強力的殺菌作用，可以抗過敏、調節血壓、調節血液循環、保護並強化肝臟功能。

　　據日本最新研究指出，「青梅精」在提煉過程其中的檸檬酸與醣體會相結合而產生一種名為「梅華」（Mumefural）新物質，是「青梅精」獨特的物質，精華中的精華，能有效調節生理機能。

煉梅的功效

消除疲勞

　　形成人體體內能量的營養素稱之為「肝醣」。人體在運動或工作時會消耗能量，此時「肝醣」會代謝分解成為「乳酸」，當運動過度時，「乳酸」這種會造成疲勞的物質會積存在體內；「枸橼酸」是梅子中的主要成分，「枸橼酸」可以預防乳酸的蓄積，並且使蛋白質、澱粉與脂肪更有效率的燃燒，進而促進能量的產生。

殺菌與抗菌

「枸橼酸」是梅子酸感的主要來源，可增強胃黏膜並促進胃酸與唾液的分泌，可抑制細菌活動，減少發生食物中毒的機會。梅核中含有 VB17 的氰酸多醣體，加水分解後形成「苯甲醛」，梅子在醃製酸化後，「苯甲醛」會形成「苯甲酸」；「苯甲酸」有殺菌與防腐的效果，放一顆梅子在便當中可抑制細菌的繁殖，預防食物腐壞。

促進肝機能恢復

宿醉與長期疲勞的人，可多食「煉梅」，攝取其中「有機酸」的一種「丙酮酸」來活化肝機能。

預防癌症與老化

梅子除了是強鹼食品，也是「抗老化指數」第一名的食品。造成老化與癌症有許多原因，而「過氧化氫」是活性酸素的其中之一。剛吃下梅子後的唾液中會含有「澱粉酶」與「過氧化氫酶」等酵素，其中「過氧化氫酶」可催化「過氧化氫」分解成水和氫，因而消除「過氧化氫」的毒性，有抑制癌症與老化的作用。

幫助鈣質吸收

雖然海藻、牛奶、小魚當中含有相當豐富的鈣質，但鈣質卻有很難完整的被人體吸收的特性，而梅子中富含的「枸橼酸」可結合「鈣質」，使鈣質更易於被人體吸收。

整腸健胃

梅子中所含的「有機酸」如枸橼酸、蘋果酸、琥珀酸、酒石酸、丙酮酸……，可促進新陳代謝，抑制壞菌繁殖，調整腸胃狀況，改善拉肚子或便秘的情況。

淨化血液

梅子是屬於鹼性食品，其中所富含的「有機酸」可以減少酸性食

物在體內所留下的酸性物質，使血液保持在鹼性狀態。

如何挑選好的煉梅

一般傳統青梅精的做法都是先將青梅核剃除後，把青梅果皮及果肉做壓汁熬煮。但是現在的科技很進步，已有工廠能直接將整顆青梅（包含梅核與梅仁）直接加工製作，利用科技濃縮的方式，取得果核內核仁的天然醣體、乳酸酵素、苦杏素（苦杏仁甙）等成份，能攝取到更多的營養。

現在已有些商家把膏狀的梅精添加山藥後，做成丸狀「煉梅」，不僅攜帶便利又方便食用。無糖、無鹽的梅中精華，適合上班族、熬夜者、常需外食及出國的人、持續要在電腦前工作者以及喉嚨常不適症者皆可長期食用。尤其能夠消除疲勞、解除精神壓抑、提高鈣質的吸收率、改善胃腸功能。

蜜蜂三寶：花粉、蜂王乳、蜂膠

蜜蜂雖小，用處卻大，蜜蜂會產生：「花粉」、「蜂王乳」和「蜂膠」三大蜂產品，含有多種天然的營養素，稱為「蜜蜂三寶」，一般人，尤其是老人、小孩、婦女非常適用，但對花粉及過敏患者則不宜使用。

蜂蜜

考古學家曾在 1913 年在埃及金字塔內挖掘出三千三百年前最古老的瓦甕，內藏有蜂蜜，打開蓋子，蜂蜜竟然沒有變質，仍保有芳香的味道，令人驚訝蜂蜜的神奇功用。埃及人利用蜂蜜殺菌的功效製造木乃伊，希臘女人會將蜂蜜塗在臉上和皮膚，作為化妝品。蜂蜜不管

是內服、外用，都是天賜的聖品。李時珍的《本草綱目》有記載：
「蜂蜜之功有五，生則性涼，故能清熱；熱則性溫，故能補中；甘而
和平，故能解毒；柔而潤澤，故能潤燥；緩可以去急，故能止心腹肌
肉、瘡瘍大痛；和可以致中，故能調和百藥，與甘草同功。」

花粉

工蜂每天穿梭於花間，採集花粉（pollen），據估計，平均每分
鐘工蜂可以完成傳粉的花朵約有 30 朵，從早到晚，可採集 1.8 萬朵
花的花粉，平均 1000 朵不同的花，可以採擷 400 萬顆花粉粒。花粉
是製造蜜蜂糧食、蜂王乳不可或缺的天然物質。

想像一下，從那麼多種類的花擷取出來的花粉，營養一定十分充
足，花粉就像是上帝恩賜的禮物，將植物傳宗接代的精細胞聚集起
來，至少含有維他命、蛋白質、胺基酸、抗生素、酵素、礦物質、脂
肪與荷爾蒙，能調節並促進人類各種內臟機能。

花粉的功效
1. 預防疾病延年益壽
2. 改善高血壓、心臟病、糖尿病
3. 防止白髮和脫髮
4. 改善不孕症和攝護腺病
5. 促進發育
6. 美容養顏
7. 增加性亢奮

蜂王乳

對於蜜蜂來說，蜂王乳（Royal jelly）與花粉比較起來，猶如貴

族食物和平民食物。蜂王乳是由工蜂採集的花粉、花蜜，經過其咀嚼後，與頭部兩側的下咽頭腺融合轉化為高單位的天然活性荷爾蒙，用來餵食蜜蜂的幼蟲和蜂王，相當是人類的乳汁。可想而知，蜂王乳有多麼營養。

　　幼蟲如果餵食蜂王乳 3 天後，改用一般的花蜜、花粉，就變成工蜂；如果一直餵到 12 天後，就是新的蜂王。由於蜂王食用蜂王乳較長，壽命比一般工蜂長，甚至可達 7 年，體型也是工蜂的兩倍，而蜂王每天可產卵到三千粒，相當自己的身體三倍大，這也是蜂王乳的神秘之處，具驚人生長力和生命力。蜂王乳最大的特色是維生素含量最高，其中以「生物活性泛酸」和「乙醯膽鹼」含量大，可增強體力，使細胞活化。

　　購買蜂王乳要注意，新鮮的蜂王乳一般都要以「冷凍方式」貯放在「攝氏零下 20 度」，有些業者將採集的蜂王乳放在水中，品質不新鮮。

蜂王乳的功效

1. 預防肌膚老化

　　蜂王乳含有「類腮腺激素」（parotin）及豐富的養份，類腮腺激素能恢復皮膚及肌肉組織的活力，被視為返老還童的荷爾蒙。醫學研究發現，食用蜂王乳確實促進細胞製造「膠原蛋白」，能加快皮膚細胞更新，使肌膚恢復彈性緊緻，減少皺紋，另外還能減少因曬傷造成的肌膚受損，效果非常明顯。

2. 減少經前症候群及更年期不適

　　臨床研究發現「蜂王乳」具有「類荷爾蒙」的成分，能發揮「激素」的效果，進而調節體內荷爾蒙，達到緩解經前症候群，以及更年期不適。

3. 消除疲勞，增加活力

疲勞是忙碌現代人的共同現象，蜂王乳具有的多種營養元素能幫助身體補充養分，並加速新陳代謝，能快速消除疲勞，讓精神體力變好。

4. 抗菌作用，減少感冒

蜂王乳中含有天然抗菌物質「Royalisin」，這些物質能保護女王蜂不受疾病的侵擾，對於多數的細菌都能有效消滅，經常服用後會感覺免疫力提升，感冒的機率大幅降低。

5. 抗發炎，減少慢性疾病

蜂王乳能抑制細胞的發炎反應，減少「發炎」的產生，對於抗發炎有優異功效，因此能預防慢性疾病的發生。

6. 降膽固醇

蜂王乳能降低「總膽固醇」及最不好的「低密度膽固醇」，減少血管硬化的機率。

7. 控制血糖

蜂王乳具有調節血糖的優異功效，增加體內「抗氧化物」的含量。

蜂膠

蜂膠（Propolis）是蜜蜂從大自然的樹，如：白楊、白樺、唐松或從花採集而來的花蜜，與蜜蜂本身的「腺分泌物」（主要是酵素）混合而成。蜂膠具有獨特的氣味和黏性，天生是建築師的蜜蜂會把「蜂膠」當成固定蜂巢的隔間材料，使用在巢房的出入口和所有隙縫上，讓一個數以萬計蜜蜂居住的蜂巢，可以承受擁擠，並避免有害微生物侵入。

一個 3～5 萬隻蜜蜂的巢中，一年只能取到 40～60 公克的蜂

膠，供不應求，市售蜂膠多半來自於巴西。蜂膠所含的「天然抗生物質」，在一般的健康食品中絕無僅有，是「抗癌」的聖品，一個「長瘤」和「灼傷」的患者，塗上蜂膠之後，15 秒內就能減輕痛苦，由此可知蜂膠的強大力量。

蜂膠的功效

1. 抗癌抗腫瘤，抑制癌細胞成長

蜂膠中的「黃酮類」及「萜類」等化合物具有「抗氧化」、「抗發炎」的功效，能有效抑制腫瘤生長，並減少癌細胞的產生。

2. 治療感冒

蜂膠能減少呼吸道的病毒，緩解感冒，能有效效治療及預防感冒。

3. 治療唇皰疹

「唇皰疹」是由於於第一型皰疹病毒（HSV-1）感染所造成，症狀是口鼻四周出現群聚性小水泡，並伴隨發癢疼痛，有一半患者會因為壓力、勞累造成反覆發作，是讓人會有極大心理負擔的疾病，使用蜂膠能抑制並消滅第一型皰疹病毒（HSV-1），對於治療唇皰疹有優異效果。

4. 預防蛀牙

蜂膠能有效抑制造成蛀牙的致病菌，減少蛀牙的發生，常保口腔健康。

5. 治療皮膚燒燙傷

皮膚燒燙傷患者最怕的就是傷口感染，蜂膠能減少發炎反應，加速傷口癒合。

三寶粉：大豆卵磷脂、小麥胚芽、啤酒酵母

三寶粉即大豆卵磷脂、小麥胚芽、啤酒酵母粉三者合一的健康食品，能均衡、互補各類食物的營養，富含醣類、蛋白質、必需脂肪酸、維生素與礦物質。

三寶粉之一的大豆卵磷脂富含「膽鹼磷脂質」、「肌醇磷脂質」、「腦磷脂」與「亞麻仁油酸」。「膽鹼磷脂質」可預防記憶力的退化；「磷脂質」對於維持細胞膜的健康、促進細胞的正常功能，使人體細胞對於吸收營養物質和代謝廢物有很大的幫助；而「卵磷脂」本身有「生物乳化劑」的功用，可使「脂肪」順利運輸至肝臟中代謝。吃素者、油脂攝取過多者、脂肪肝患者、肥胖者皆應多攝取卵磷脂。

「小麥胚芽粉」萃取自小麥胚芽菁華，含有豐富的「維生素 E」與「二十八烷醇」。「維生素 E」可以稀釋血液黏稠度、增加血管彈性、促進血液循環、預防中風，降低心血管疾病的發生機率；「二十八烷醇」可以改善體力、增加耐力、減緩運動後的肌肉疼痛。年長者、易疲勞者、耐力不足者、運動員可多攝取小麥胚芽粉。

「啤酒酵母粉」富含維生素 B 群、多種酵素，以及豐富的胺基酸、蛋白質，並可提供素食者常缺乏的 B_1、B_2、B_{12}。啤酒酵母中的「有機鉻」成分，可促進醣類的代謝；啤酒酵母中的「有機硒」成分，則具有「抗氧化」的功效，協助增強免疫系統。但啤酒酵母粉含有較豐富的「普林」，因此不建議痛風患者添加食用。

三寶粉的保存並不難，存放在陰涼、乾燥、無日光照射的地方即可。日常使用時，以 1：1：1 的比例（各一小茶匙，約 5 克），加入牛奶、優酪乳、麥片粥、稀飯、果菜汁或精力湯中混合食用；為免

去大眾自行混合三寶粉的麻煩，也可在有機商店選購比例已經調整好的三寶粉，或按照個人需求，調整食用量。

各種天然維他命

　　1910 年，米糠中含有防止腳氣病的成份首先被發現，之後，波蘭學者自米糖中分離其成份，並命名為「維他命 B₁」，從此對人體有作用之各種維他命，陸續已發現有二十多種了。

　　一份在美國「內科醫學檔案」期刊發表的報告證實，一般人只需確實做到每日飲食均衡，就能攝取適當的維他命和礦物質。吃太多維他命可能不僅沒有好處，反而增加身體代謝的負擔。

　　其實各種食物本身均含有豐富的不同維他命，遠比藥店裡的小藥片為佳。維他命不能亂吃，吃多了可能會干擾身體自然防禦機制使然。

　　維他命在人體內所佔份量少，卻是維持身體健康不可或缺的重要成份。

維他命 A

功用：

　　促進生長，防止各種眼疾之發生，保持眼球適度的濕度，防止夜盲症和眼睛傳染病，維護皮膚健康及光滑細嫩，並有益於骨骼及牙齒健康。

缺乏時症狀：

　　眼結膜組織衰弱，視線模糊不清，不停眨眼，罹患夜盲症。易得皮膚病，皮膚粗糙。對傳染病的抵抗力減弱，頭髮乾燥，易生頭皮屑，小孩發育遲鈍等。

維他命 A 之食物來源：

肝、蛋黃、牛奶、乳酪、胡蘿蔔、南瓜、甜瓜、木瓜、花椰菜、波菜、香菜、地瓜、馬鈴薯、海藻。

注意：勿攝取過量；維他命 A 易被氧化，須避免紫外線照射。如罹患甲狀線疾病者，須增加需要量。

維他命 B 群

維他命 B 中又可分為：B_1、B_2、B_3、B_6、維他命 H、菸鹼酸、葉酸等。故又稱為維他命 B 群。

功用：

促進新陳代謝、分解脂肪及蛋白質、生長奶汁分泌。

缺乏時症狀：

腳氣病、肌肉痛、運動障礙、知覺痲痺、心悸、呼吸困難、食慾不振、腹瀉、便秘等。

維他命 B 群之食物來源：

糙米、豆類、麥片、牛奶、花生、芹菜、酵母等。

注意：

維他命 B 群在鹼性溶液中烹煮，極容易受破壞流失。

維他命 C

功用：

預防及治療「壞血病」，增加對傳染病的抵抗力，傷口癒合，緩合抗生素之副作用。

缺乏時症狀：

易患壞血病、皮膚乾燥並皺裂、骨骼酸病、食慾不振、面色蒼白、易疲倦、牙床出血、貧血。

維他命 C 之食物來源：

水果、綠色蔬菜、綠茶、桔子、芭樂、檸檬、番茄、柚子、柑橘、柳橙等。

注意：

蔬菜類經熱煮炒，約 40%以上之維他命 C 成份被破壞；多含於蔬菜及水果肉的纖維中，不宜只喝汁不食肉。

維他命 D

功用：

幫助鈣、磷的吸收及利用，助其成為骨骼及牙齒之發育功能。

缺乏時症狀：

罹患軟骨病、脊椎骨彎曲、雞胸、女子因骨盤變型導致難產，嬰孩頭骨變軟、發牙慢，造成 O 型腳、X 型腳、K 型腳等軟骨病。

維他命 D 之食物來源：

蛋黃、奶品、日曬的乾香菇。太陽紫外線輕射皮膚。

維他命 E

功用：

改善末稍血流、使睪丸及卵巢的血流順暢、促使賀爾蒙的製造分秘活潑、促進妊娠對凍瘡、皮膚龜裂。

缺乏時症狀：

不妊症、習慣性流產，人易老化。

維他命 E 之食物來源：

豆類、穀類、麥胚油、玉米油、棉花油、扁豆、花生。

維他命 K

功用：

造凝血酶元的要素。

缺乏時症狀：

　　外傷止血困難、嬰兒容易腦出血、成人皮膚呈斑狀、牙床出血、內臟出血、尿出血。

維他命 K（又名凝血素）之食物來源：

　　綠色蔬菜、馬鈴薯、體內大腸菌自製。

注意：

　　易被氣化，遇酸、鹼、日光都會被破壞。

維他命保健品不能亂吃

　　脂溶性維他命中，特別要注意的是維他命 A，攝取過量會中毒，輕微導致頭痛、嘔吐、頭昏，長期服用會造成肝功能受損、肌肉疼痛、皮膚變紅，孕婦如果服用過多也很危險，因為維他命 B 與細胞分裂有關，用量過大會使胎兒肝腫大，甚至變成畸形兒。

　　維他命 D 攝取過量也會產生問題，輕者臉色發白、嘔吐、食慾不振，嚴重會造成腎功能衰竭。維他命 D 並不需要從維他命中攝取，日光浴就可以合成，也可以從曬乾的食物中獲得。維他命 K 攝取過量，也會損害肝臟功能。

　　水溶性維他命，維他命 C 攝取過量會和鈣結合，造成尿道結石或腎臟結石。維他命在藥房購買都很方便，一般人都以為吃愈多愈好，卻不知過量可能會造成中毒，如果可以從大自然的蔬果中去吸收，就沒有這一層的顧慮，因為食物中含有吸收營養素的輔助因子，絕不會過量中毒。比如：胡蘿蔔素在人體內，會轉換成為維他命 A，南瓜、胡蘿蔔、菠菜中，都含有胡蘿蔔素，如果攝取過多，頂多會沉澱在皮下脂肪中，讓皮膚看起來泛黃，這時只要減少維他命 A 的攝取量，立刻可以改善此症狀，並不會有中毒的危險。

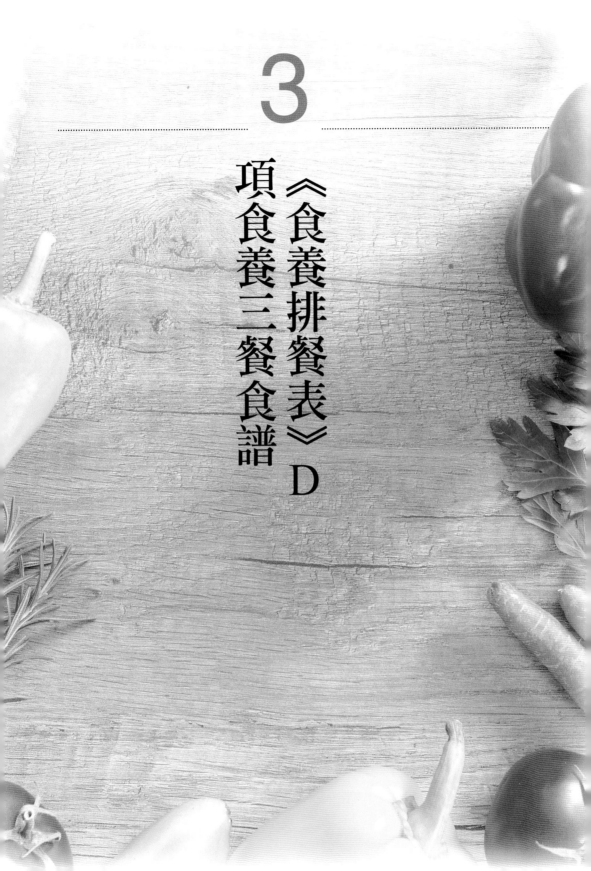

3

《食養排餐表》D
項食養三餐食譜

生菜食譜

三色生菜春捲

適用病症：

有效改善疲倦、白血病、癌症

材料：

苜蓿芽 10 克、紫色高麗菜絲、
豌豆苗、三色甜椒絲各 5 克、葡
萄乾 10 粒、三寶粉（大豆卵磷
脂、小麥胚芽、啤酒酵母）各 5
克、黑芝麻粉 5 克、春捲皮 1
張

做法：

將上述材料用春捲皮包捲好，即
可趁鮮進食。

用法：吃六天停一天。

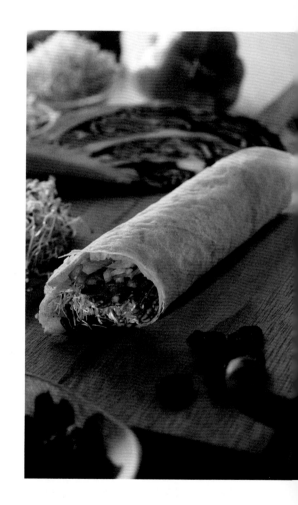

總匯生菜沙拉

適用病症：

延遲老化、防癌抗病、美白肌膚

材料：

苜蓿芽 35 克、紫色高麗菜 10 克、胡蘿蔔絲 10 克、涼薯 40 克、豌豆苗 20 克、青椒 10 克、三色甜椒（黃、紅、橘色）各 10 克、鳳梨丁 20 克、葡萄乾 10 克、番茄醬或南瓜醬適量

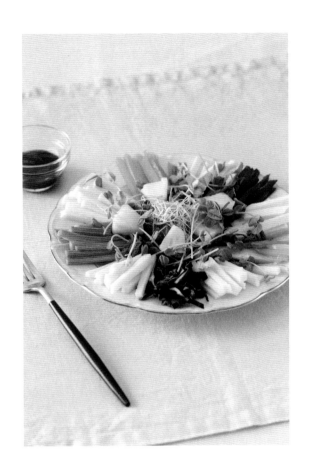

做法：

1. 番茄醬：番茄 250 克洗後，以鹽水泡 3 分鐘，再用冷開水仔細沖洗後切塊，松籽 30 粒洗淨，泡溫開水 20 分鐘，使其軟化。將番茄與松籽放入調理機中，加入寡糖與檸檬汁各一匙充分拌勻，即成番茄醬。

   南瓜醬：南瓜 200 克洗淨，去皮去籽切小塊入電鍋蒸熟。將蒸熟的南瓜放入碗內，加入適量冷開水，用打蛋器攪拌均勻，即成南瓜醬。

2. 涼薯洗淨、去皮，用花刀切 3～5 條小段。

3. 將紫色高麗菜、豌豆苗、青椒、甜椒和胡蘿蔔洗淨，經臭氧機處理 20 分鐘後切細絲。

4. 將所有材料平鋪在盤上，淋上番茄醬或南瓜醬即可食用。

用法：吃六天停一天。

小叮嚀：

* 糖尿病及癌症者不宜在製作番茄醬中加入寡糖。

速成泡菜

適用病症：

促進食慾、幫助消化、除口臭

材料：

白蘿蔔 120 克、大頭菜 120 克、小黃瓜 120 克、嫩薑 50 克、蓮藕 120 克、粗鹽 20 克、褐色冰糖 30 克、檸檬汁 30c.c.

做法：

1. 白蘿蔔、大頭菜、蓮藕洗淨切薄片，以粗鹽醃 4 小時，洗去鹽分。
2. 加入褐色冰糖、檸檬汁拌勻，放入冰箱冷藏半天即可食用。

用法： 吃六天停一天。

薑汁番茄

適用病症：

皮膚過敏、乾癬、皮膚病、蕁麻疹

材料：

番茄 150 克、薑泥 1 小匙、薄鹽醬油 1 小匙

做法：

1. 番茄洗淨，泡鹽水 3 分鐘，切片擺盤。
2. 薑泥與薄鹽醬油調勻，淋在番茄上，即可食用。

用法： 吃三天停一天。

山藥涼拌青木瓜

適用病症：

內分泌失調、清熱解毒、消化不良、腹脹

材料：

山藥 200 克、青木瓜 150 克、紫蘇梅汁 100c.c.、自製番茄醬適量

做法：

1. 青木瓜洗淨，去皮刨絲，加入紫蘇梅汁充分攪拌，靜置入味。

2. 山藥洗淨去皮，蒸熟切片，擺盤，淋上番茄醬，再擺上已入味的青木瓜絲，即可食用。

3. 自製番茄醬；將 250 克小番茄洗淨切半，連同檸檬汁 5c.c.、腰果 5 粒（先泡沸水殺菌並軟化）與果糖 15c.c.，一起入調理機拌勻即可。

用法：吃六天停一天。

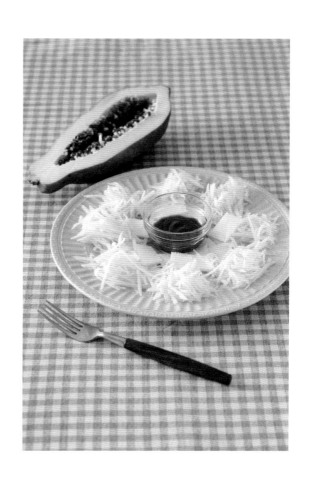

小叮嚀：

* 紫蘇梅汁可到生機飲食店購買。

* 有乳房纖維瘤、子宮肌瘤、子宮頸癌、卵巢癌、尿蛋白異常、尿素氮異常、肌酸酐異常、尿毒症、洗腎、腎功能不全的患者忌食。

涼拌小黃瓜

適用病症：痔瘡、腎結石、發炎

材料：

小黃瓜 1～2 條、適量的天然發酵米醋、粗鹽、寡糖

做法：

1. 黃瓜洗淨，抹上粗鹽後靜置 30 分鐘，在砧板上來回滾動，以去除表皮上的疙瘩，然後用冷開水沖洗乾淨。

2. 切成薄片，酌量加米醋、粗鹽、寡糖拌勻即可。

用法：吃三天停一天。

小叮嚀：

* 婦女經期前後不宜多食。

* 癌症與糖尿病者，不可加寡糖。

* 有胃寒、下痢或腹瀉的患者禁食。

涼拌苦瓜

適用病症：

青春痘、皮膚病、安神

材料：

苦瓜 1 大條、粗鹽 50 克、米醋 15c.c.、褐色冰糖 30 克、冷壓麻油 5c.c.

做法：

1. 苦瓜去子切薄片，以沸水汆燙 1 分鐘後撈起。

2. 苦瓜用粗鹽塗抹，醃漬 2 小時。

3. 米醋加冷開水 600c.c.稀釋。

4. 將已醃過的苦瓜浸泡於米醋稀釋液中 10 分鐘，取出瀝乾。

5. 苦瓜加入褐色冰糖、冷壓麻油拌均，放冰箱冷藏半天即可食用。

用法：吃六天停一天。

綜合什錦泡菜

適用病症：

改善血濃缺氧、防止動脈硬化

材料：

四色甜椒（紅、橙、黃、綠）各
1 個、白蘿蔔 250 克、生薑 1 小
塊、百香果 15 個、柳橙汁
100c.c.

做法：

1. 玻璃罐先用沸水燙過，並瀝乾
水分。

2. 甜椒洗淨切開去籽切長條，白
蘿蔔洗淨連皮切薄片，生薑洗
淨切薄片，百香果洗淨切開挖
出果肉。

3. 所有材料放入玻璃罐中，攪拌
均勻，加蓋密封，放冰箱 8 小
時，即可取食。

用法：吃六天停一天。

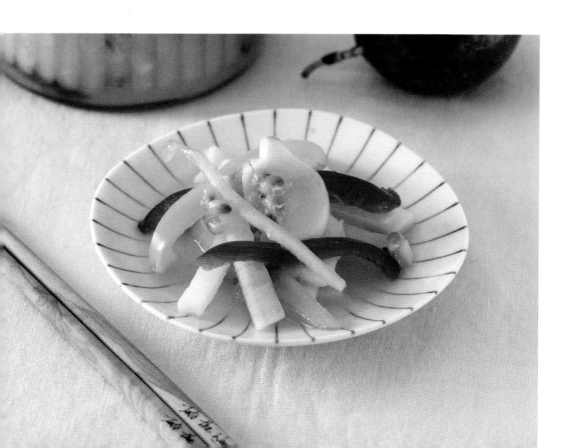

苜蓿芽生菜沙拉

適用病症：

提升免疫力、改善失眠、五十肩

材料：

苜蓿芽 150 克、番茄 80 克、鳳
梨 80 克、奇異果（彌猴桃）1/2
個、三寶粉（小麥胚芽、大豆卵
磷脂、啤酒酵母）各 5 克、原味
優酪乳 200c.c.

做法：

1. 番茄洗淨去蒂切薄片，鳳梨、
   奇異果（彌猴桃）均去皮切薄
   片。

2. 三寶粉與優酪乳拌勻成沾醬。

3. 苜蓿芽洗淨，鋪放下層，將水
   果薄片做成拼盤，鋪於苜蓿芽
   上層，淋上沾醬即可食用。

小叮嚀：

* 製作苜蓿芽生菜沙拉，如果是
  體質易結石者，如尿道結石、
  腎結石、膽結石等，宜省略三
  寶粉（小麥胚芽、大豆卵磷
  脂、啤酒酵母）。

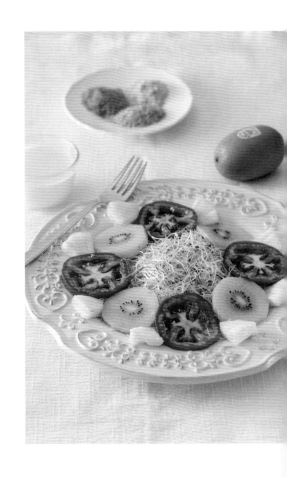

* 想治療五十肩的話要連續吃 3
  個月。

* 有紅斑性狼瘡患者、尿酸偏高
  的患者禁食。

牛蒡涼拌菜

適用病症：

月事不順、男女更年期障礙

材料：

牛蒡 1/2 條、黑芝麻粒 20 克。

糖、鹽、醋各適量。

做法：

1. 用鐵湯匙將牛蒡的皮刮掉，再用削皮器將牛蒡削成薄片。

2. 將牛蒡薄片浸泡到鹽水裡，以避免氧化發黑，然後切成細絲。

3. 準備一鍋水，再倒醋進來一起煮滾，之後把牛蒡絲放在醋水裡煮 1～2 分鐘。

4. 撈出牛蒡絲，加入少許糖、鹽、醋拌勻；要吃時再灑上一些黑芝麻粒即可。

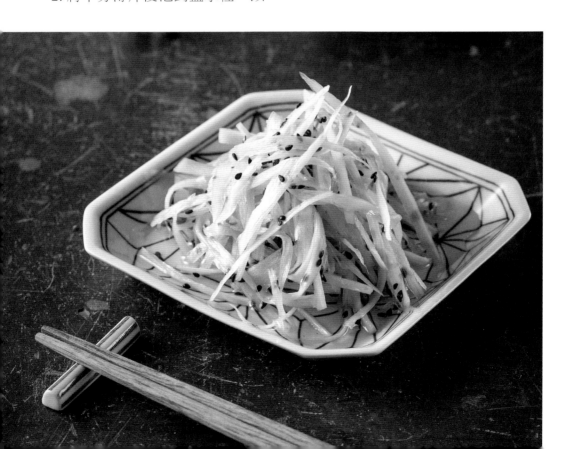

熟食食譜

主食

黃豆糙米飯

適用病症：便秘

材料：

糙米 120 克、黃豆 30 克、黑芝麻 8 克、栗子 5 粒、牛蒡 1/4 根

做法：

1. 將黃豆和糙米洗淨泡水 4 小時，栗子泡軟切碎，牛蒡去皮刨絲。

2. 將所有材料混合，用電鍋整煮至熟爛，即可進食。

小叮嚀：

* 黑芝麻可換成白芝麻，栗子可換核桃，牛蒡可換山藥。

糙米什錦菜飯

適用病症：

提升免疫力，防癌抗病

材料：

糙米 150 克。胡蘿蔔丁、白蘿蔔丁、馬鈴薯丁、芋頭丁、毛豆、豌豆、香菇絲、芹菜末、玉米粒、青椒丁適量。

做法：

1. 糙米洗淨泡水 4 小時，用電鍋煮熟。

2. 其餘菜煮熟後酌量加粗鹽、橄欖油、素 G 粉調味。

3. 將糙米飯與菜料混合拌勻，即可食用。

用法：吃六天停一天。

小叮嚀：

* 過敏者要將芋頭省略。

黃豆糙米地瓜菜飯

適用病症：

提升免疫力、防癌抗病、適用於肝硬化

材料：

黃豆 50 克、糙米 150 克、地瓜（小）1 條、胡蘿蔔丁、白蘿蔔丁、馬鈴薯丁、芋頭丁、毛豆、豌豆、香菇絲、芹菜末、玉米粒、青椒丁適量、橄欖油 10c.c.、胡椒粉適量、粗鹽 3～5 克、素 G 粉適量。

做法：

1. 地瓜洗淨，去皮削成細絲，黃豆洗淨泡水 8 小時瀝乾。

2. 糙米洗淨，加水 250c.c.浸泡 4 小時後，再加入地瓜、黃豆入電鍋蒸煮至熟。

3. 再將其餘菜下鍋酌量加油、鹽煮熟，再與黃豆糙米飯混合拌勻，即可進食。

用法：吃六天停一天。

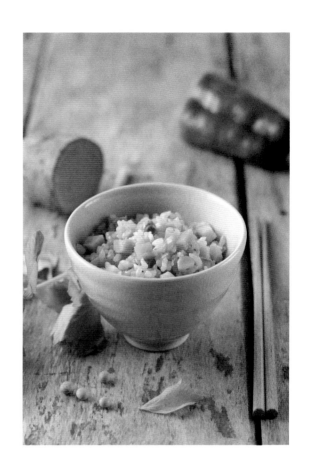

小叮嚀：

* 黃豆中含有棉子糖、鼠李糖易引起脹氣現象，易賬氣者宜節制。

* 黃豆與薏仁會刺激賀爾蒙分泌，有婦科腫瘤者不可大量食用，宜吃一天停一天。

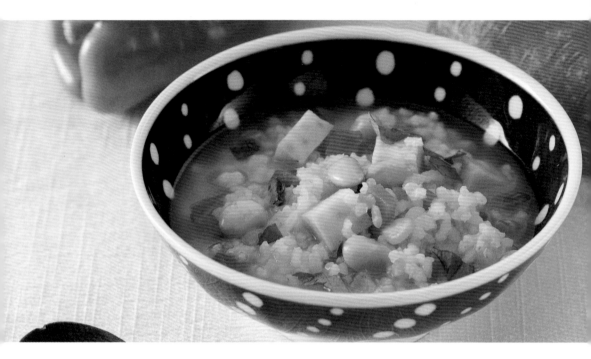

五穀米什錦菜粥

適用病症：

抗癌、增元補氣、便秘、發育不良、血管炎、腎結石

材料：

五穀米 75 克、胡蘿蔔丁、白蘿蔔丁、馬鈴薯丁、芋頭丁、毛豆、豌豆、海帶芽、芹菜末、玉米粒、青椒丁各 10 克、粗鹽 3克、素 G 粉適量

做法：

1. 五穀米洗淨，加水 750c.c.大火煮滾後，轉小火熬煮成粥。

2. 再放蔬菜煮至熟，起鍋前加入芹菜末、調味料拌勻，即可食用。

用法：吃六天停一天。

小叮嚀：

* 過敏者要將芋頭省略。

* 有痛風、高尿酸血症、尿蛋白異常、尿素氮異常、肌酸酐異常、尿毒症、洗腎、腎功能不全、腎癌、胃脹、胃腸潰瘍或消化不良的患者禁食。

什錦菜羹飯

適用病症：肝病

材料：

在熟食全餐表中，主食選擇五穀類，並在其他八項中各選一種食材（肝病患者尤其強調十字花科蔬菜）。

做法：

1. 先煮好五穀飯。
2. 八項菜類稍微煮熟後簡單調味，再以澱粉水（例如：太白粉、蓮藕粉）勾芡，最後淋在五穀飯上。

水果燕麥粥

適用病症：動脈硬化

材料：

粗燕麥片 150 克、葡萄乾 30 克、蘋果 1 個、腰果 5 粒、純杏仁粉 15 克、黑芝麻粒 10 克

做法：

1. 蘋果洗淨，去皮去核，切細丁。
2. 將所有材料加水 1000c.c.合煮，滾後轉小火再煮 20 分鐘，即可食用。

苦茶油麵線

適用病症：胃病、胃酸過多

材料：全麥麵線 1 把、苦茶油 3 ～4 匙

做法：

1. 麵線煮熟撈起。
2. 加入苦茶油與麵線一起攪拌即可食用。

山藥小米粥

適用病症：食慾不振

材料：山藥 150 克、地瓜 150 克、小米 120 克

做法：

1. 山藥去皮切丁，地瓜去皮切塊，小米洗淨。
2. 以上三者加 3～4 碗水，用電鍋煮到熟爛。

補血雜糧粥

適用病症：

貧血、提升免疫力、低血壓、養血明目、補腎滋陰

材料：

黑糯米 150 克、紅棗（去籽）10 粒、桂圓 5～7 粒、蓮子（去芯）10 粒、白木耳 3 朵、枸杞 15 克、黑芝麻半匙（約 3 克）、水 1000c.c.

做法：

1. 將黑糯米洗淨，白木耳以水泡發。

2. 全部材料放入電鍋內鍋，外鍋加 2 杯水。

3. 待開關跳起蒸熟後，外鍋再加 1 杯水續蒸第二遍。

4. 開關再次跳起來後，再燜 1 小時即可食用。

用法：吃三天停一天。

小叮嚀：

* 蓮芯帶有苦味要挑乾淨。黑芝麻可稍微乾炒，但須酌量使用，用太多會上火。

五穀奶

適用病症：懷孕初期、慢性疲勞

材料：

五穀米 1/2 杯（約 80 克）、腰果 5 粒、沸水 1500c.c.

做法：

1. 五穀米與腰果洗淨，以沸水浸泡 30 分鐘至軟化。

2. 放入調理機攪打成米漿。

3. 再將米漿煮熟，即可趁熱飲用。

小叮嚀：

* 吃的時候可加上三寶粉（大豆卵磷脂、小麥胚芽、啤酒酵母）各一匙，每匙約 5～8 克。

小麥紅棗粥

適用病症：

心臟瓣膜疾病患者，如果發生心律不整狀況，宜吃小麥紅棗粥。

材料：

小麥 30 克，糙米 30 克，紅棗（切開去子）5 粒，桂圓肉 15 克

做法：一起加水煮至熟爛，即可進食。

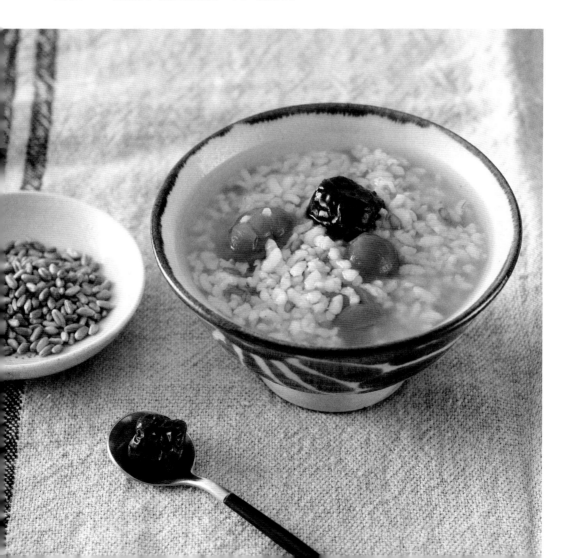

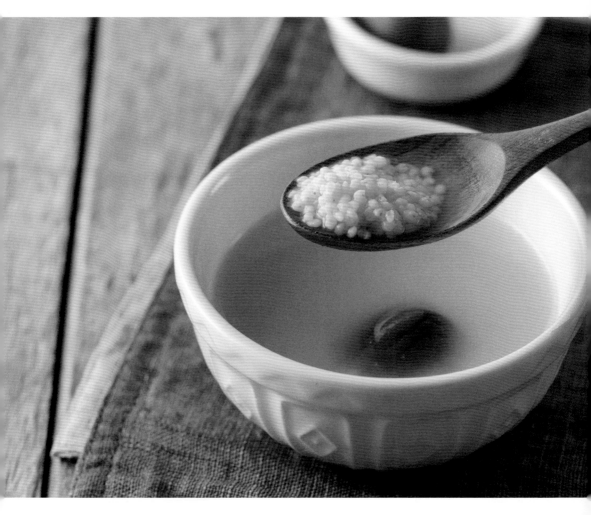

紫蘇梅小米粥

適用病症：腹瀉、肥胖、三日蘋果餐

材料：小米 150 克、紫蘇梅 2 粒

做法：

1. 小米下鍋不加油，乾炒 30 分鐘，待涼後裝入容器保存。

2. 取 40 克炒過的小米，加水 250c.c.用電鍋煮至爛熟，吃時加入紫蘇梅（一般酸梅亦可，但不可有防腐劑、糖精、色素），即可。

糙米黑芝麻栗子飯

適用病症：

白髮、抽筋、肺癌、掉髮、頻尿

材料：

栗子（乾品）5 粒、黑芝麻粒 5
克、地瓜 150 克（1 小條）、糙
米 150 克

做法：

1. 栗子泡軟、切碎，地瓜洗淨，去皮切丁，黑芝麻粒搗碎。

2. 糙米洗淨，用 200c.c.沸水泡
   30 分鐘，與栗子、黑芝麻、
   地瓜丁放入電鍋內鍋，外鍋加
   2 杯水，煮至開關跳起即可。

用法：吃六天停一天。

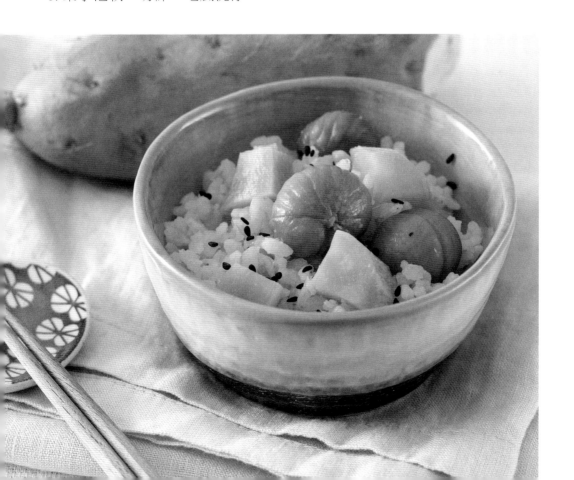

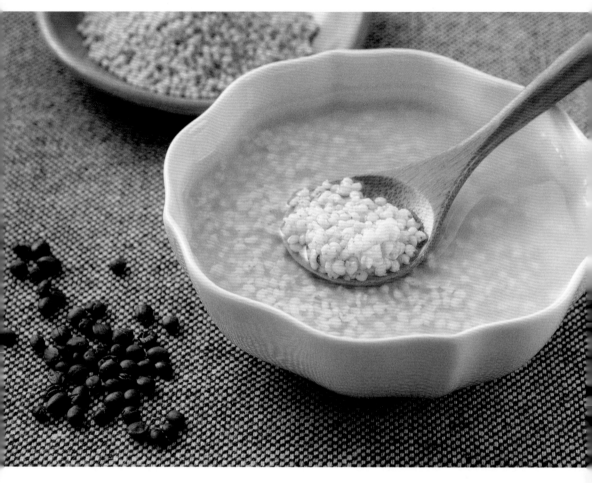

酸棗仁小米粥

適用病症：失眠

材料：

酸棗仁 30 克（中藥房有售）、
紅棗 3 粒、小米 80 克

做法：

1. 將酸棗仁洗淨、搗碎，加水
   600c.c.入鍋合煮。以大火先煮
   滾後，轉小火續煮 20 分鐘，
   再濾渣取湯備用，湯汁即為
   「酸棗仁湯」。

2. 將酸棗仁湯加小米、紅棗（切
   開去籽），一起入鍋煮至熟爛
   後，趁溫熱進食。

小米地瓜粥

適用病症：腹瀉、腸躁症

材料：

小米 1/2 杯（約 80 克）、紅棗
3 粒、地瓜 200 克、水 750c.c.

做法：

1. 小米先不要洗，入鍋以小火乾
   炒 5～10 分鐘至微焦，炒後
   再洗。

2. 紅棗去籽切碎；地瓜洗淨後削
   皮、切小塊。

3. 全部材料一起入鍋煮沸，轉小
   火續煮 20～30 分鐘，熬成粥。

小叮嚀：

* 小米帶有黏性，效果比糙米
  好。炒過的小米帶有熱性，能
  夠剋腹瀉的寒性。

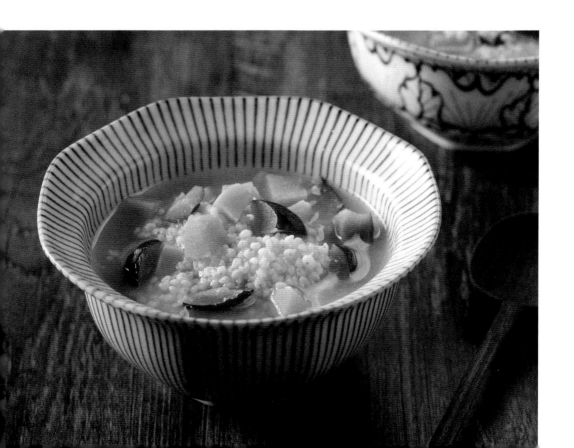

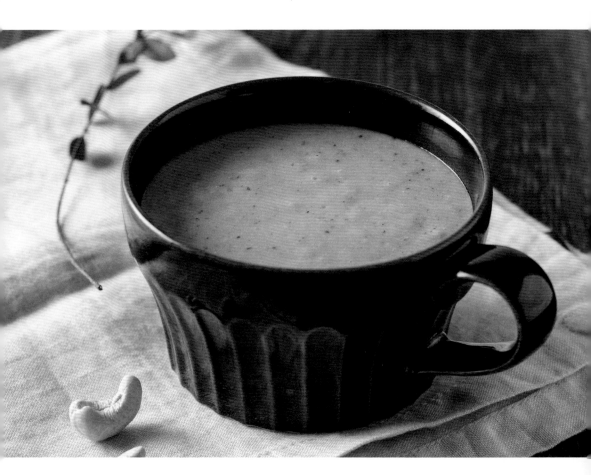

五穀腰果地瓜奶

材料：

薏仁、燕麥、糙米、小麥、小米
各 25 克，腰果 10 粒、地瓜 200
克、水 1000c.c.。

做法：

1. 全部材料洗淨後，與水一起入
   鍋煮沸，轉小火續煮 20 分鐘
   至熟透。

2. 起鍋後，用調理機攪拌成漿
   狀，趁熱食用。

小叮嚀：

* 請選購未經加工調味的生腰
  果，南北貨或雜糧店均有售。
* 地瓜不分品種，什麼顏色皆可。
* 水量可依喜好濃度自行增減。

清熱雜糧粥

適用病症：肝病

材料：

五穀米 80 克、絲瓜 30 克、冬瓜 30 克、豆皮 50 克、胡蘿蔔 15 克、香菇絲 30 克、芹菜末 15 克、粗鹽 3～5 克、素 G 粉適量

做法：

1. 絲瓜、冬瓜洗淨，去皮去籽後切片。

2. 五穀米洗乾淨，用 1000c.c.的水浸泡 2 小時。

3. 泡完後用大火煮滾，轉小火續煮成粥，再加上其他材料一起煮到熟爛；最後在起鍋前加入芹菜末及調味料，即可食用。

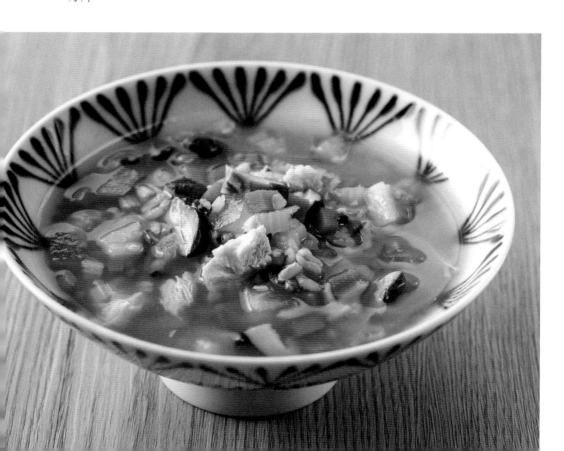

牛蒡飯

適用病症：

月事不順、預防骨質疏鬆

材料：

任何種類的米 1 杯約 150 克、牛蒡 1/3 條（約 80 克）、栗子 3 粒、黑芝麻 1 小匙（約 5 克）

工具：

鐵湯匙、削皮器、鹽水 1 盆

做法：

1. 用鐵湯匙將牛蒡的皮刮掉，再用削皮器將牛蒡削成薄片。

2. 將牛蒡薄片浸泡到鹽水裡，避免氧化發黑。

3. 把薄片切成小段，連同黑芝麻、泡軟切碎的栗子一起放入米飯裡煮熟。

蓮子粥

適用病症：

更年期障礙、心神不寧

材料：

蓮子與芡實各 10 克、荷葉（乾品）30 克、糯米 100 克

做法：

1. 先將荷葉洗淨撕碎，加水 1000c.c.，滾後小火再煮 20 分鐘，濾渣取湯備用。

2. 荷葉湯加上蓮子、芡實、糯米一起煮到熟爛，即可食用。

薏仁綠豆粥

適用病症：解毒、皮膚癢

材料：（大粒的）糙薏仁或紅薏仁、綠豆

做法：將薏仁、綠豆以 3：1 的比例煮成粥。

黃豆糙米芝麻牛蒡飯

適用病症：

懷孕初期、甲狀腺低下

材料：

黃豆 30 克、糙米 120 克、黑芝麻粒 5 克、牛蒡 20 克、地瓜 100 克

做法：

1. 黃豆與糙米洗淨後，先泡入沸水 30 分鐘；地瓜去皮切丁；牛蒡去皮刨絲。

2. 將以上材料加適量的水，用電鍋蒸煮至熟爛。

用法：吃六天停一天。

小叮嚀：

* 一份黃豆與四份糙米能組成完全蛋白質，對孕婦來說極為有益。

* 有尿蛋白異常、尿素氮異常、肌酸酐異常、尿毒症、洗腎、腎功能不全、腎癌、痛風、乳癌、卵巢癌、子宮肌瘤或攝護腺癌的患者禁食。

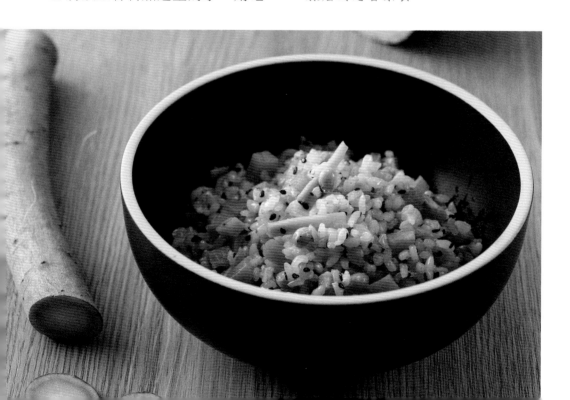

麻油米粉

適用病症：

改善因虛寒引起的過敏

材料：

麻油 1 湯匙（約 10c.c.）、米粉約 60 克、香菇（乾品）2 朵、台灣芹菜 1 株

做法：

1. 米粉以冷水浸泡 10 分鐘，泡軟後瀝去水分。
2. 香菇泡冷水 30 分鐘，泡軟後切絲。
3. 芹菜洗淨後切成細末備用。
4. 起油鍋，加入香菇低溫快炒，再投入米粉，加水 750c.c.煮到熟爛。
5. 加入芹菜末、鹽、麻油後起鍋。

黑芝麻核桃粥

適用病症：掉髮、白髮

材料：

黑芝麻 30 克、核桃 10 粒、糙米 60 克、黑糖 15 克、糖蜜 10c.c.、枸杞子 15 克

做法：

1. 將糙米洗淨後泡入 750c.c.的沸水，泡約 30 分鐘。
2. 將核桃切碎。再把所有材料，連同上述的糙米與水一起放入鍋中煮到熟爛，就可當成主食或點心來吃。

小叮嚀：

＊掉髮者長期食療 4～6 個月，便可長出新髮。

菱角粥

適用病症：帶狀疱疹

材料：

帶殼菱角 250 克、糙米 100 克、紅糖 15 克

做法：

1. 菱角煮熟去殼，取肉切碎。
2. 糙米洗淨，泡水 4 小時後瀝乾。
3. 所有材料加水 1000c.c，入電鍋蒸熟，即可趁熱進食。

桑菊豆鼓粥

適用病症：熱性頭痛

材料：

乾燥桑葉 5 克、菊花 5 克、豆鼓 8 克、糙米 100 克、水 1500c.c.

做法：

1. 把桑葉、菊花和豆鼓加水以大火煮滾後，再用小火續煮 20 分鐘。

2. 濾掉渣滓、只取湯汁，湯汁加上糙米放入電鍋裡熬煮，煮到熟爛後趁熱食用。

小叮嚀：

* 桑葉、菊花、豆鼓皆用乾品；如果要用新鮮的，重量要加倍。

* 要煮到熟爛，電鍋的外鍋至少要放 2 米杯的水，約 300c.c.。

* 糙米最好先泡過水，如果用冷水泡要超過 3 個鐘頭；若用滾水泡只需半小時。

* 此粥清熱的效果很好，但一定要趁熱吃，吃完立刻上床蓋上厚棉被，若能發汗就能退燒，退燒後頭痛就能痊癒大半。

* 有腎病的人請去掉「豆鼓」這個材料，其他做法不變。

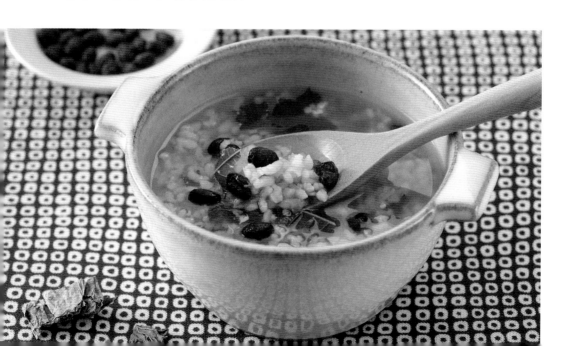

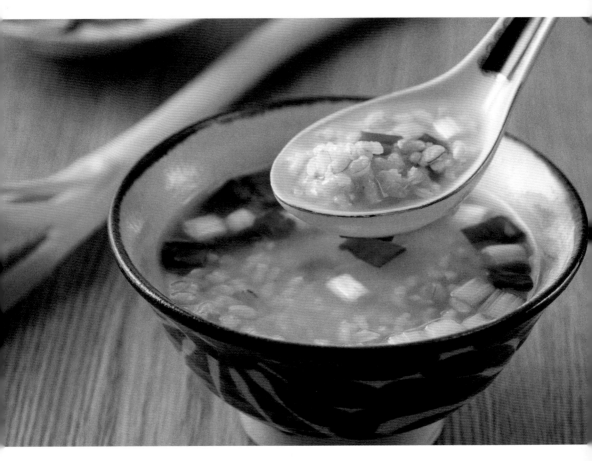

防風粥

適用病症：寒性頭痛

材料：

糙米 100 克、防風 15 克、蔥 2 株、水 1500c.c.

做法：

1. 蔥多取蔥白的部分，但蔥葉也可以用，洗淨之後切末。

2. 將防風加水之後以大火煮滾，再用小火續煮 20 分鐘。

3. 撈去渣滓、只取湯汁，湯汁加入糙米中，用電鍋煮到熟爛起鍋後，加入蔥末，即可食用。

小叮嚀：

* 糙米要先泡過，若用冷水泡要超過 3 個鐘頭，用滾水的話半小時就可以了。

馬齒莧薏仁粥

適用病症：帶狀疱疹

材料：

新鮮的馬齒莧 30 克、大薏仁 30 克、糙米 50 克、紅糖 15 克

做法：

1. 馬齒莧洗淨，大薏仁、糙米洗淨泡水 4 小時後瀝乾。

2. 所有材料加水 500c.c.，以電鍋煮成稀飯，即可趁熱食用。

用法：

1. 可當成三餐的主食，也可當作兩餐之間的點心。

2. 每天早、晚各吃一次，持續吃一週便有顯著改善。

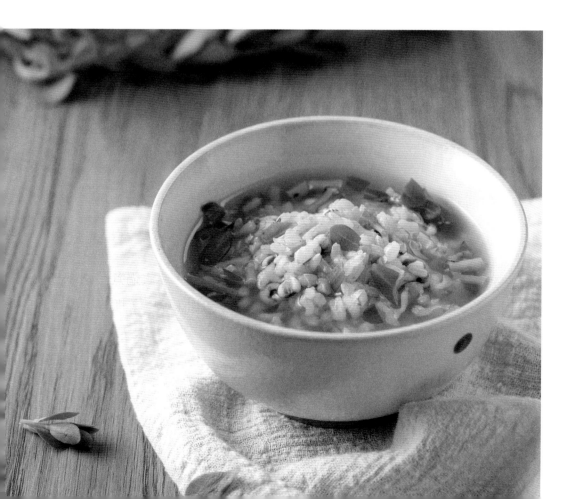

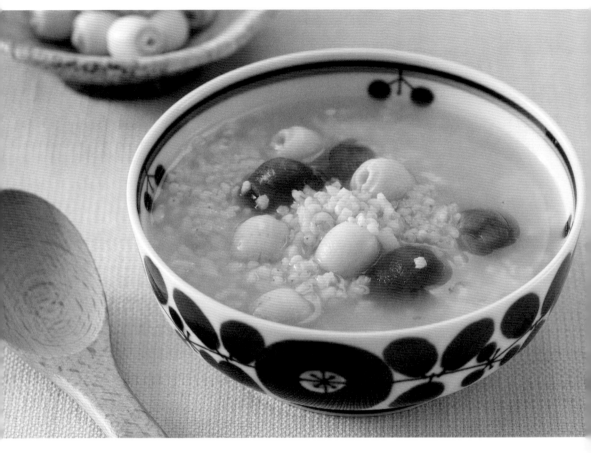

桂圓蓮子糙米粥

適用病症：

改善貧血、頭暈、腹瀉、低血壓

材料：

桂圓乾 10 粒、蓮子 10 粒、花
生 20 粒、糙米 30 克

做法：

1. 糙米洗淨泡水 4 小時後瀝
   乾，桂圓去殼，蓮子去心。

2. 將所有材料加水 750c.c.放入
   電鍋，外鍋加 1 杯水，蒸煮至
   熟爛即可。

用法： 吃三天停一天。

五味粥

適用病症：甲狀腺亢進

材料：

白扁豆 30 克、大薏仁 30 克、蓮子 15 克、山藥 30 克、芡實 15 克

做法：

1. 山藥去皮切丁，其他材料洗乾淨。

2. 所有材料加水 800c.c.用電鍋煮至熟爛，外鍋加水約 150～300c.c.。

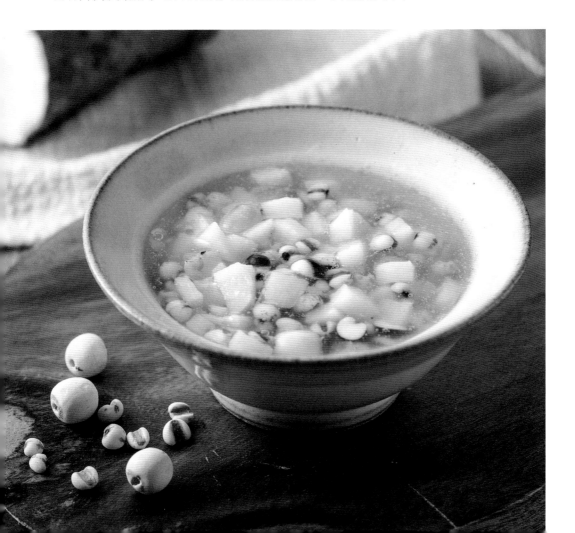

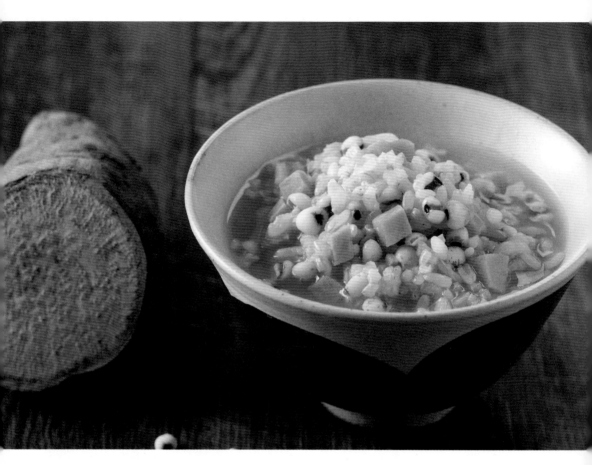

薏仁糙米地瓜粥

適用病症：甲狀腺亢進

材料：

大薏仁 50 克、糙米 50 克、地瓜 100 克

做法：

1. 大薏仁、糙米洗淨之後泡水 4 小時，地瓜去皮切丁。

2. 三者加水 750c.c.煮成稀飯，即可趁熱進食。

小叮嚀：

*地瓜亦可改成南瓜、馬鈴薯、山藥或芋頭。

山藥南瓜五穀飯

適用病症：

結膜炎、延緩老化、甲狀腺低下、血糖太高

材料：

山藥 100 克、南瓜 50 克、五穀米 80 克

做法：

1. 山藥與南瓜洗淨，去皮切塊。

2. 五穀米洗淨，加水 100c.c.浸泡 2 小時後，再加入山藥與南瓜放進電鍋內鍋，外鍋加 1 杯水，煮至開關跳起。

3. 先吃山藥與南瓜，再吃半碗五穀米飯，若食量不大，飯可省略。

用法：吃六天停一天。

小叮嚀：

* 有便秘的患者禁食，黏稠特性會促使腸胃蠕動更慢。

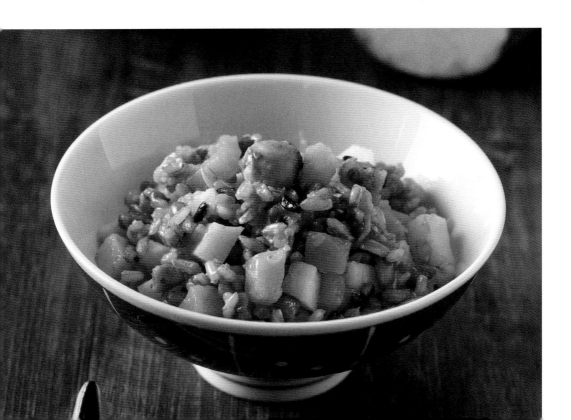

三色飯

適用對象：一般營養補充、抗老化、提升免疫力、預防視力減退

材料：

名稱	材料	食療功效	搭配食用油	搭配食鹽	搭配調味料
綠色：西洋芹海苔飯	西洋芹、海苔、綠豆	提升免疫力防病抗癌	各色糙米飯，可輪流使用各種優質植物油，例如： ◆橄欖油 ◆葡萄籽油 ◆葵花油 ◆玄米油	各色糙米飯，可輪流使用屬於粗鹽的各種天然食用鹽，例如： ◆海鹽 ◆湖鹽 ◆竹鹽 ◆玫瑰鹽 ◆岩鹽	各色糙米飯，可輪流使用各種天然調味料，例如： ◆酵母調味料（素G粉） ◆菇類調味粉 ◆海藻調味粉 ◆蔬果調味粉
黃色：薑黃綠豆仁飯	薑黃、綠豆仁（去殼）	促進氣血循環、預防腦力退化			
紅色：胡蘿蔔枸杞飯	胡蘿蔔、枸杞	預防視力減退			

做法：

◆綠色：西洋芹海苔飯

1. 西洋芹以「分離式榨汁機」榨出原汁，海苔撕碎片，一起以調理機攪拌成墨綠色海苔汁。

2. 糙米浸泡 4～6 小時後，1 杯米（約 150 克）放入 1.2 杯（約 180～200c.c.）的西洋芹海苔汁以及洗乾淨的綠豆 30 克，再另外添加適量鹽、油和鹽等調味料，用電鍋蒸煮 30 分鐘，煮成綠色的糙米飯。

※海苔用量：1 杯米（約 150 克）使用約 1 克的海苔（約等於包壽司的方形海苔 1 張）

◆**黃色：**薑黃綠豆仁飯

1. 薑黃加入適量的水，煮到湯汁呈黃色。

2. 糙米用沸水浸泡 2 小時，1 杯米（約 150 克）放入 1/4 杯（約 30〜40 克）綠豆仁，以及 1.2 杯（約 180〜200c.c.）的薑黃水，另添加適量鹽、油和調味料，用電鍋蒸煮 30 分鐘，煮成薑黃糙米飯。

※薑黃用量：1 杯米（150 克）用薑黃粉 3 克＋溫開水 200c.c.。

◆**紅色：**胡蘿蔔枸杞飯

1. 胡蘿蔔先以「分離式榨汁機」榨出原汁。

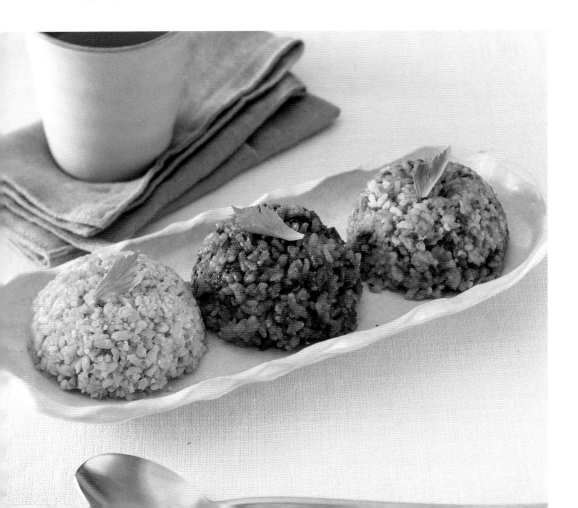

2. 糙米浸泡 4～6 小時後，1 杯米（約 150 克）放入 1/4 杯（約 30～40 克）枸杞，以及 1.2 杯（約 180～200c.c.）的胡蘿蔔汁，另添加適量枸杞，以及鹽、油和調味料，用電鍋蒸煮 30 分鐘，煮成橘色的胡蘿蔔糙米飯。

小叮嚀：

* 三個顏色的糙米飯輪流煮來吃，並且使用不同的油、鹽與調味料，就能均衡攝取各種營養素。

* 份量的配置上，可以按照個人喜好去調整，基本上 1 杯米搭配 1～2 杯的蔬菜汁一起煮，喜歡蔬菜味道濃郁一點的，就使用多一點的蔬菜汁，但是記得蔬菜汁要取代水的份量，煮飯的水就要少加一些。

副食

醋泡花生

適用病症：

高血壓、心臟瓣膜患者血壓不穩定時

材料：

花生 1/2 碗（120 克）、米醋 250c.c.

做法：

1. 玻璃瓶以沸水消毒後瀝乾備用。

2. 將剛剝殼的花生（帶衣）及天然米醋倒入玻璃瓶內，浸泡 7 天，即可食用。

用法：

每天早、晚餐時各吃 10 粒。等到血壓較平時，改為吃一天停兩天。

芹菜紅棗湯

適用病症：心臟瓣膜疾病的患者

材料：

小芹菜 30 克、紅棗 15 粒、金針菜（乾品）30 克

做法：

1. 紅棗泡軟切開去子，金針菜洗淨用沸水汆燙 1 分鐘後瀝乾，小芹菜洗淨切末。

2. 紅棗與金針菜加水 600c.c.合煮，滾後轉小火續煮約 20 分鐘，再灑上芹菜末即可。

小叮嚀：

* 如果呈現血壓不穩定，請吃芹菜紅棗湯。

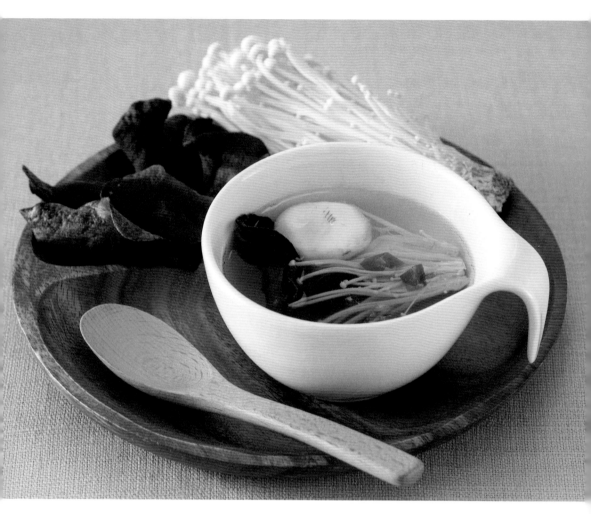

木耳金菇荸薺湯

適用病症：對中風者特別有益

材料：

黑木耳（乾品）1 朵、金針菇
75 克、荸薺 5 個、青蔥 1 株

做法：

1. 黑木耳洗淨泡軟切絲，荸薺洗
淨去皮切小塊，金針菇洗淨切
段，青蔥洗淨切末。

2. 黑木耳、荸薺、金針菇加水
750c.c.，煮滾後轉小火續煮
20 分鐘，灑上蔥末，酌量加
鹽調味即可食用。

什錦黑木耳菜

適用病症：中風

材料：

黑木耳（乾品）15 克、新鮮豆腐皮 1 塊、香菇（乾品）2 朵、小芹菜末 1 匙（約 10 克）、胡蘿蔔半條。

做法：

1. 黑木耳洗淨、泡軟後切絲，豆腐皮洗淨、切條，香菇泡軟、切絲，胡蘿蔔洗淨後去皮、刨絲。

2. 除小芹菜末外，其餘材料加適量水煮熟，酌量加冷壓麻油、素 G 粉調味，粗鹽可放一點點，最後灑上芹菜末，即可趁溫進食。

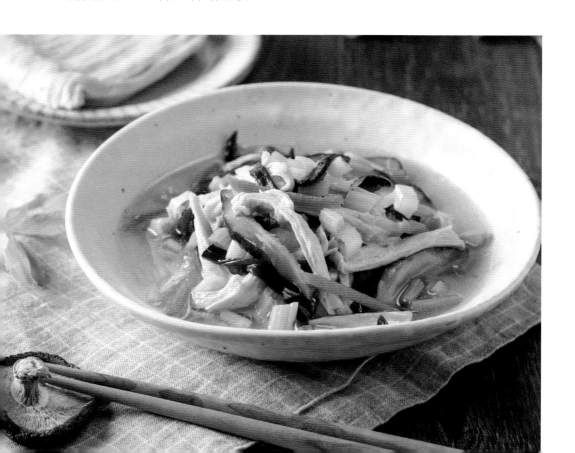

酸辣湯

適用病症：食慾不振

材料：

豆腐皮 1 塊、胡蘿蔔 1/2 條、小芹菜 1 株、黑木耳 2 朵。胡椒粉、麻油、粗鹽、米醋、米酒、太白粉酌量。

做法：

1. 豆腐皮切絲，胡蘿蔔刨絲，小芹菜切末，黑木耳泡軟切絲，另外，可再加上自己喜歡的其他食材。

2. 加入胡椒粉、麻油、粗鹽、米醋、米酒等調味料。

3. 所有材料加水烹煮，起鍋前以少許太白粉勾芡即可。

白蘿蔔泡菜

適用病症：

胃酸過多、感冒、發燒、食慾不振

材料：

白蘿蔔 1 條、生薑 15 克、小黃瓜 100 克、鹽 3 克、糖 15 克、醋 10c.c.

做法：

白蘿蔔洗淨切片或切絲，生薑洗淨切絲，小黃瓜洗淨切片，把三者加鹽、糖、醋拌勻後，即可食用。

苦瓜湯

適用病症：中耳炎、扁桃腺炎

材料：苦瓜 1 條、水 2000c.c.

做法：

將苦瓜洗淨、切塊，加水煮滾後，轉小火續煮 30 分鐘，即可喝湯吃苦瓜。

什錦素菜

適用病症：

月事不順、懷孕初期（補充蛋白質）

材料：

豆皮 1 塊、香菇（乾品）2 朵、胡蘿蔔 1/3 條、小芹菜 2 株。橄欖油、粗鹽與素 G 粉酌量。

做法：

1. 將豆皮（從冷凍庫中取出）退冰、切絲；香菇泡軟切絲；胡蘿蔔刨絲；小芹菜切末。

2. 將以上材料混合入鍋一起烹煮，酌加橄欖油、粗鹽與素 G 粉，趁熱吃最美味。

小叮嚀：

* 在所有大豆製品中，豆皮的營養價值最高，但豆皮很容易腐壞，所以往往都保存在冷凍庫中。

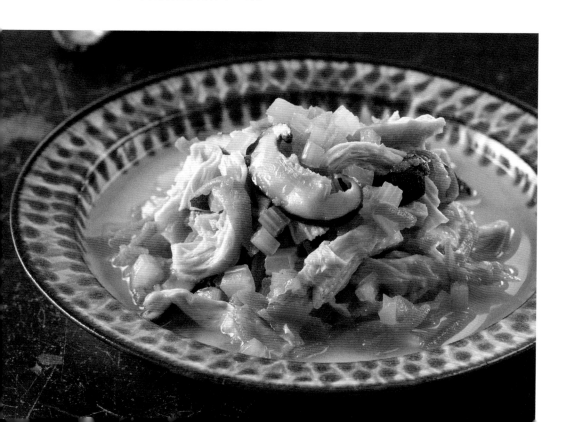

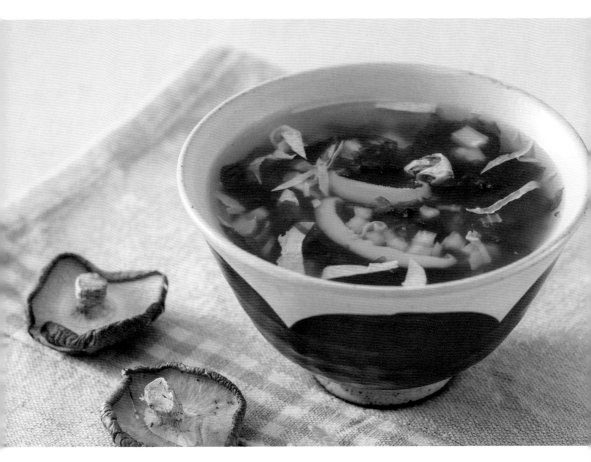

海藻菇類湯

適用病症：貧血

材料：

紫菜（乾品）1 大片、香菇（乾品）2 朵、豆腐皮 50 克、小芹菜 1 株。天然海鹽、素 G 粉、橄欖油、地瓜粉各適量。

做法：

1. 紫菜洗淨、泡軟，香菇洗淨、切絲，豆腐皮切細條，小芹菜切末。

2. 所有材料放入鍋內，加水 500c.c.合煮，滾後轉小火續煮至熟，再用地瓜粉 10 克加水 100c.c.調勻勾芡，酌加調味料調味，並灑上小芹菜末，即可趁熱進食。

薏仁綠豆地瓜湯

適用病症：

美膚、抗癌、利尿排毒、消炎、便秘、靜脈曲張、耳鳴

材料：

薏仁 120 克、綠豆 40 克、地瓜 200 克

做法：

1. 淘洗薏仁、綠豆後，以沸水 1500c.c.浸泡 30 分鐘至軟化；將地瓜洗淨、削皮、切丁備用。

2. 先在鍋內煮薏仁、綠豆，沸騰後轉小火煮至熟爛，再放入地瓜，續煮 15 分鐘至熟透，即可食用。

用法：吃六天停一天。

小叮嚀：

* 天寒時可加薑片 1 片。若要變化口味，則將薏仁與燕麥替換，綠豆改成紅豆，地瓜換做南瓜來交替使用，食養效果會更好。

* 有尿蛋白異常、尿素氮異常、肌酸酐異常、尿毒症、洗腎、腎功能不全、腎癌、尿酸高或痛風的患者禁食。

薏仁湯

適用病症：雞眼

材料：

紅薏仁或糙薏仁 1 兩（37.5 克）、水 4 碗

做法：

1. 薏仁洗淨後，以 4 碗水浸泡一晚上，或八小時。

2. 將泡過的薏仁連同浸泡的水，放入電鍋蒸 30 分鐘（外鍋約放兩杯水共 300c.c.），熟爛後即可吃。

小叮嚀：

* 可當成三餐的主食，連續吃一個月就能改善雞眼。

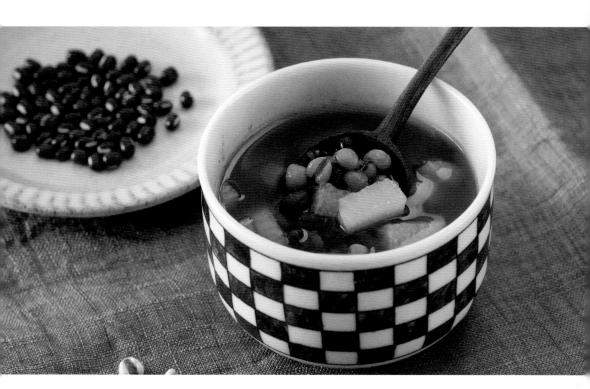

薏仁紅豆山藥湯

適用病症：

手腳浮腫、白帶、更年期，控制血糖、經痛、糖尿病

材料：

薏仁 90 克、紅豆 30 克、山藥 150 克

做法：

1. 山藥洗淨，去皮切丁。

2. 薏仁、紅豆洗淨後，用水 1000c.c.泡 4 小時。

3. 泡好後以大火煮滾，滾後以小火續煮到熟，再放入山藥丁煮約 15 分鐘，即可食用。

用法：吃六天停一天。

小叮嚀：

* 可用綠豆取代紅豆；高血糖者不宜加糖。

* 有尿蛋白異常、尿素氮異常、肌酸酐異常、尿毒症、洗腎、腎功能不全、腎癌、尿酸高、痛風、乳癌、乳房纖維瘤、卵巢癌、子宮肌瘤、子宮頸癌的患者禁食。

薏仁綠豆消腫湯

適用病症：

攝護腺腫大、攝護腺炎

材料：

薏仁 90 克、綠豆 30 克、山藥 150 克、南瓜籽油 3c.c.

做法：

1. 山藥洗淨後，去皮切丁。
2. 薏仁、綠豆洗淨，用 1000c.c. 的水浸泡 4 小時。
3. 薏仁、綠豆以大火煮滾，再轉小火續煮到熟。熟後放入山藥再煮 15 分鐘。要吃時再加入南瓜籽油。

雙耳湯

適用病症：紅斑性狼瘡

材料：

黑木耳（乾品）3～5 朵、白木耳（乾品）3～5 朵、褐色冰糖 15 克

做法：

將材料洗淨後，加水 500c.c.，用電鍋煮到熟爛，可趁熱進食。

什錦瓜類湯

適用病症：中耳炎、肝炎

材料：

大黃瓜 1 段（約 250 克）、芹菜末 1 小匙（約 10 克）、胡蘿蔔絲 1 匙（約 15 克）、豆腐皮約 50 克、香菇 2 朵、海帶芽（乾品）1 克

做法：

1. 大黃瓜洗淨、去皮後切成薄片。
2. 除了芹菜之外的材料，一起入鍋加水煮熟，煮熟後再加入些許調味料根芹菜末，即可食用。

木瓜薏仁湯

適用病症：五十肩

材料：木瓜 5 錢、糙薏仁 1 兩

做法：

將上述材料加 3 碗水合煮。大火
滾後，轉小火再煮 30 分鐘，讓
湯汁逐漸收到 1 碗半即可。

用法：

早、晚飲用溫熱的木瓜薏仁湯，
連續喝 10 天就能明顯改善。

小叮嚀：

* 薏仁要選用大薏仁。

* 最好選用糙薏仁，糙薏仁是褐色
  的，與一般白色的薏仁不同，糙
  薏仁可在生機飲食店買到。

* 這裡的「木瓜」是一種藤蔓果
  實的中藥材，並非一般的木
  瓜，可到中藥房買。

洋蔥炒蛋

適用病症：低血壓

材料：

洋蔥 1/4 個、有機雞蛋 1 個、米
酒 20c.c.

做法：

1. 洋蔥去膜切碎，雞蛋打散。

2. 雞蛋以橄欖油快炒至半軟半硬
   時，倒入米酒續炒 30 秒，再
   放入洋蔥，酌量加粗鹽，快炒
   1 分鐘至洋蔥半生半熟即可。

用法：吃六天停一天。

通便抗癌精力湯

適用病症：便秘、癌症

材料：

芽菜 1 碗、（有機）蔬菜 2 碗、番茄 1 個、蘋果 1 個、三寶粉（三種各 1 匙各約 5 克）共 15 克、海帶芽（乾品）1 克、腰果 5～6 粒、松子 30 粒、黑芝麻粉 3～5 克

做法：

1. 海帶芽、腰果、松子先用溫開水泡 10 分鐘，使其軟化後瀝乾。

2. 再用調理機把所有材料，加上溫開水 200～300c.c.一起打成泥狀就可食用。

用法：

每天早晨喝 300～500c.c.。若要喝到 500c.c.的話，材料可酌量增加。

小叮嚀：

* 體質寒涼者可用薑湯取代水來打精力湯。

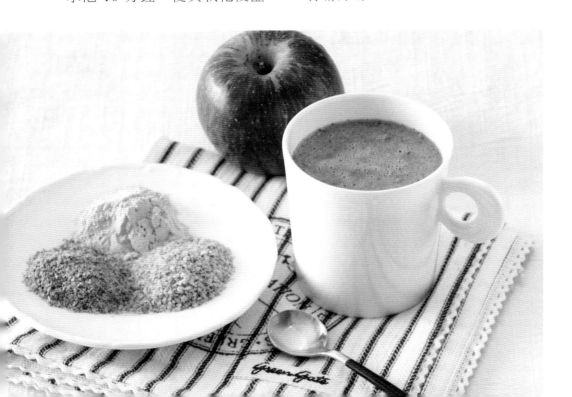

番茄菠菜湯

適用病症：

貧血、視力減退、白內障

材料：

菠菜 80 克、胡蘿蔔 80 克、番茄（大粒）1 個

做法：

1. 胡蘿蔔去皮刨絲，菠菜洗淨切碎，番茄洗淨切小塊。
2. 胡蘿蔔與番茄加水 750c.c.合煮，滾後轉小火續煮 3 分鐘，再放入菠菜，酌量加鹽調味，稍煮 1 分鐘即可。

用法：吃六天停一天。

炒紅色地瓜葉

適用病症：青光眼

材料：

紅色地瓜葉 300 克、粗鹽、橄欖油適量

做法：

1. 將地瓜葉挑選、洗淨
2. 入鍋加粗鹽、橄欖油拌炒至熟即可起鍋。

用法：要連吃 10 天才會有效。

韭菜炒蛋

適用病症：

流汗過多、狐臭、性機能早衰

材料：

韭菜 100 克、有機雞蛋 1 顆

做法：

1. 韭菜洗淨切碎，雞蛋去殼打勻。
2. 酌量加橄欖油入鍋，將二者下鍋快速拌炒至熟。

用法：吃六天停一天。

小叮嚀：

* 有尿蛋白異常、尿素氮異常、肌酸酐異常、尿毒症、洗腎、腎功能不全、腎癌、脾胃虛寒元氣不足、消化不良、腎炎、支氣管哮喘、視力減退、口鼻生瘡、口角炎、口腔潰瘍、舌頭破、口腔炎或甲狀腺亢進等的患者禁食。

胡蘿蔔山藥六色炒

適用病症：更年期障礙、耳鳴

材料：胡蘿蔔 150 克、山藥 200 克、牛蒡 100 克、黑木耳 1 大朵、薑 2 片、蔥 1 株、粗鹽、橄欖油、素 G 粉適量

做法：

1. 牛蒡去皮切成細絲，在鹽水中泡三分鐘。

2. 胡蘿蔔與山藥均去皮切思，黑木耳切成細絲，薑切絲，蔥切成細末。

3. 將 6 種材料下鍋，酌量加橄欖油、粗鹽、素 G 粉與適量的水，炒至熟爛，即可溫熱進食。

用法：喝六天停一天。

小叮嚀：

* 也可用天然調味料（如：香菇粉、蔬果調味粉等）。

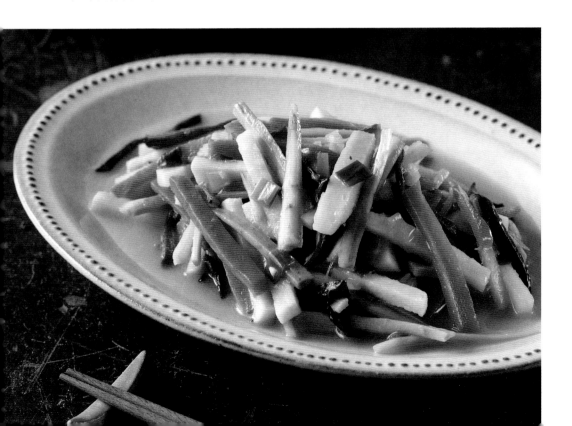

歐陽英食養軟體安裝教學

① 將DVD 02放入光碟機中，並依步驟操作

② 啟動桌面程式「OYoung V7」，並找到書盒的序號貼紙，輸入到「**產品金鑰**」，並輸入其他欄位後按下「**線上註冊**」。

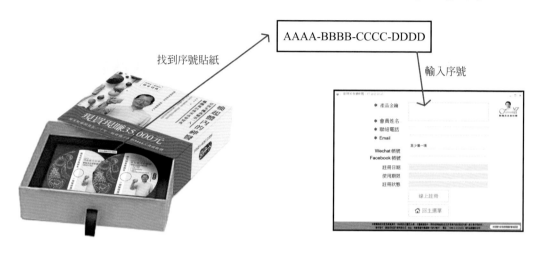

找到序號貼紙

AAAA-BBBB-CCCC-DDDD

輸入序號

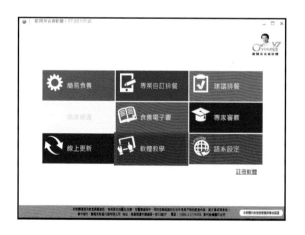

③ 進入以下畫面即為註冊成功，可先進入紅框處「**軟體教學**」，內有詳細的使用教學。

若是光碟安裝或是軟體使用有問題，請撥打以下電話
客服電話：03-3124056
服務時間：週一～週五10:00-18:00

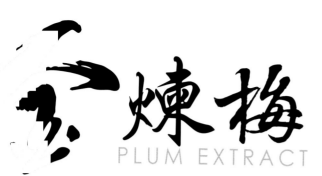

品名：金煉梅
成份：台灣青梅、山藥粉、蜂蜜
產品規格：每盒40粒(500mg/粒)
產品訂價：~~1200元~~
讀者特惠：700元
產品產地：台灣
保存期限：3年

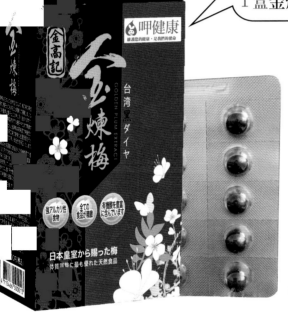

1顆金煉梅有２５顆青梅精華
1盒金煉梅就有１０００顆的青梅精華!!!

和傳統梅精的差別?

★完整青梅營養成分
(梅皮+梅肉+梅核+梅仁)

☆高科技濃縮　低溫烘乾
(100公斤成1公斤)

★98.8%青梅精華加1.2%山藥和蜂蜜
(做成丸狀)

(一盒40顆)

台灣黑鑽石，歐陽英老師 推薦隨身攜帶

三盒特惠2000元免運費

（未滿3盒需另收運費+貨到付款手續費=155元）

歡迎來電購買：（02）2223-1391#32

或掃描，加入【大喜文化】官方line帳號直接下單

國家圖書館出版品預行編目（CIP）資料

喚起體內的神醫. 三, 排餐篇：歐陽英帶你煮出
健康的人生 / 歐陽英著. -- 初版. -- 新北市：大
喜文化, 2019.1
　　面；　　公分. --（呷健康；7）
　　ISBN 978-986-96463-8-3（平裝）

1.健康法　2.養生　3.食療

411.1　　　　　　　　　　　　　　107020804

呷健康 07

喚起體內的神醫. 三, 排餐篇：
歐陽英帶你煮出健康的人生

作　　者　歐陽英
編　　輯　蔡昇峰
發 行 人　梁崇明
出 版 者　大喜文化有限公司
登 記 證　政院新聞局局版台 業字第 244 號
P.O.BOX　中和市郵政第 2-193 號信箱
發 行 處　23556 新北市中和區板南路 498 號 7 樓之 2
電　　話　（02）2223-1391
傳　　真　（02）2223-1077
E - m a i l　joy131499@gmail.com
銀行匯款　銀行代號：050，帳號：002-120-348-27
　　　　　　臺灣企銀，帳戶：大喜文化有限公司
劃撥帳號　5023-2915，帳戶：大喜文化有限公司
總經銷商　聯合發行股份有限公司
地　　址　231 新北市新店區寶橋路 235 巷 6 弄 6 號 2 樓
電　　話　（02）2917-8022
傳　　真　（02）2915-7212
初　　版　西元 2019 年 1 月
流 通 費　新台幣 800 元
網　　址　www.facebook.com/joy131499